Korbinian Burlefinger

Videotherapie in Logopädie und Sprachtherapie

Schritt-für-Schritt-Anleitung für TherapeutInnen zum vielseitigen Arbeiten mit einem Videokonferenzsystem

Korbinian Burlefinger

Videotherapie in Logopädie und Sprachtherapie

Schritt-für-Schritt-Anleitung für TherapeutInnen zum vielseitigen Arbeiten mit einem Videokonferenzsystem

Schulz-Kirchner Verlag

Bibliografische Information der Deutschen Nationalbibliothek
Die Deutsche Nationalbibliothek verzeichnet diese Publikation in der Deutschen Nationalbibliografie; detaillierte bibliografische Daten sind im Internet über http://dnb.d-nb.de abrufbar.

1. Auflage 2021
ISBN 978-3-8248-1292-9
e-ISBN 978-3-8248-9840-4

Mollweg 2, D-65510 Idstein
Vertretungsberechtigte Geschäftsführer:
Dr. Ullrich Schulz-Kirchner, Martina Schulz-Kirchner
Umschlagfoto: © JenkoAtaman / Adobe Stock
Lektorat: Susanne Koch
Umschlagentwurf und Layout: Petra Jeck
Druck und Bindung: Plump Druck & Medien GmbH, Rolandsecker Weg 33, 53619 Rheinbreitbach
Printed in Germany

Inhaltsverzeichnis

Vorwort ... 7

Wie nehmen TherapeutInnen Videotherapie wahr? ... 9

Die erfolgreiche Videotherapie ... 9

Vor- und Nachteile von Videotherapie aus Sicht von TherapeutInnen ... 12

- Erörterung der genannten Vorteile ... 12
- Erörterung der genannten Nachteile ... 13
- Wirksamkeit von Videotherapie ... 14

PatientInnen und Videotherapie ... 15

Material- und Methodenauswahl für Videotherapie ... 17

Ausstattung ... 17

Anschaffungen mit staatlicher Unterstützung? ... 18

Motivierende Aspekte von Online-Materialien ... 19

(Material-)Vorschläge zur motivierenden Therapiegestaltung ... 19

- Vorschläge für Online-Material ... 19
- Vorschläge für Apps ... 20
- Testung per Videotherapie ... 20

Datenschutz und gesetzliche Regelungen ... 22

Was die Therapeutin tun muss ... 22

Was die Therapeutin tun kann ... 22

Was die Patientin tun muss ... 23

Was die Patientin tun kann ... 23

ÄrztInnen, PatientInnen und Angehörige von Onlinetherapie überzeugen und anleiten ... 24

Menschen von einer neuen Therapieform überzeugen ... 24

PatientInnen und Angehörige überzeugen ... 24

ÄrztInnen überzeugen ... 25

PatientInnen und Angehörige anleiten ... 26

- Onlinetherapie – Durchführung ... 26
- Das Konferenzsystem ... 27

Zum häuslichen Üben ... 29

Die Anbieterauswahl ... 30

Benutzung von Zoom 33
Zoom ist einfach zu nutzen – Anleitung Schritt für Schritt 33
Ein Account pro Therapeutin 33
Die Gratisversion reicht aus 34
Meeting veranstalten/Meeting planen 35
Neues Meeting 35
Planen 36
Automatisch erzeugte Meeting-ID 38
Personal-Meeting-ID 38
Relevante Funktionen der Zoom-App für die Logopädie/Sprachtherapie 39
Ton und Video 39
Sicherheit 41
Der Warteraum 41
TeilnehmerInnen 42
Bildschirmfreigabe 44
Reaktionen 45
Zoomeinstellungen im Web 47
Arbeit mit der Bildschirmfreigabe 49
Reiter „Basis" 49
Auswahlmöglichkeit Whiteboard 50
Auswahlmöglichkeit iPhone/iPad 51
Ordner oder Programm teilen 52
Reiter „Erweitert" 52
Computerton 53
Teil des Bildschirms 53
Inhalt von zweiter Kamera 54
Reiter „Dateien" 55
Arbeit mit den integrierten Funktionen der Bildschirmfreigabe 56
Kommentarfunktion 56
Nebeneinandermodus 58
Fernbedienung 59
Arbeit mit der Dokumentenkamera 61
Arbeiten mit Kameras generell 64
Erfahrungen aus der Praxis 67

Profitipps zur Videotherapie 69
Weitere Tipps 74
Literatur im deutschsprachigen Raum zur Videotherapie 74
Literaturverzeichnis 74
Angebot 74

Technische Voraussetzungen 75
Anhang: Einverständniserklärung für videotherapeutische Behandlung 76

Vorwort

Als Konsequenz des ersten Lockdowns während der Corona-Pandemie 2020 wurde in Deutschland die Videotherapie für die Sprech-, Stimm- und Sprachtherapie (ausgenommen Dysphagietherapien) vom Gemeinsamen Bundesausschuss zugelassen.
Nach dem Lockdown endete die Sonderregelung und die Videotherapie war nur noch in Einzelfällen zulässig. Dies änderte sich mit dem zweiten Lockdown im November 2020 wieder und Videotherapien wurden TherapeutInnen abermals erlaubt. Das Ende dieser Sonderregelung verschob sich immer wieder nach hinten, je länger der Lockdown andauerte. Beispielsweise stand bis 21.01.2021 offiziell das Ende des Zeitraums mit dem 31.01.2021 bevor; dieser Termin wurde dann erneut bis 31.03.2021 verlängert. Natürlich sah unsere Berufsgruppe im ersten und zweiten Lockdown stets mit einem Auge in Richtung Gesetzgeber, ob und wie lange videotherapeutische Maßnahmen erbracht werden durften.

Im März 2020 standen wir TherapeutInnen deshalb vor einer schwierigen, nie da gewesenen Herausforderung: Wie sollten wir weiterhin unsere PatientInnen behandeln, wenn die Praxen geschlossen sind? Wie sollten wir unsere Behandlung anbieten, wenn wir nicht mit unseren PatientInnen im gleichen Raum sein konnten?

Zunächst war die Möglichkeit der Videotherapie dazu gedacht, finanzielle Engpässe der Praxen zu überbrücken. Die PatientInnen blieben aufgrund von Praxisschließungen und/oder aus Angst vor Ansteckung im ersten Lockdown zu Hause. Um die Einnahmen der logopädischen und sprachtherapeutischen Praxen nicht allzu stark zu gefährden, erlaubte der Gesetzgeber ihnen deshalb die Behandlung per Video. Die Videotherapie diente also dazu, dass die Arbeit der logopädischen Praxen unter bestimmten Auflagen weitergehen konnte.

Da ich mich bereits seit einigen Jahren mit Coaching per Video auseinandersetze, kam ich relativ schnell zu dem Schluss, dass wir das Medium Onlinetherapie nutzen müssen. Dann wurde die Onlinetherapie tatsächlich für die Heilmittelerbringer im Eilverfahren zugelassen. Aktuell gilt, dass – vorerst befristet bis zum 30. September 2021 – Stimm-, Sprech- und Sprachtherapie als Videobehandlung stattfinden kann. Seit März 2020 biete ich deshalb eine Fortbildung zur Videotherapie an: „PatientInnen über Teletherapie/Videotherapie

(z. B. via Zoom) behandeln – alles, was Ihr wissen müsst". Diese Fortbildung hilft TherapeutInnen dabei, PatientInnen ohne direkten Kontakt erfolgreich zu behandeln, und beschäftigt sich sowohl mit didaktischen/methodischen als auch technischen und rechtlichen Aspekten. Da die Videotherapie sich nun immer weiter entwickelt und auch langfristig nicht verschwinden, sondern eher bedeutsamer werden wird, soll dieser Ratgeber dabei unterstützen, mit dem Medium Video erfolgreich Therapie anbieten zu können. Außerdem erhalten TherapeutInnen einen Überblick zu Grenzen, aber vor allem auch Chancen und Möglichkeiten der Videotherapie.

Insgesamt sollen (zukünftige) Video-TherapeutInnen einen umfassenden aktuellen Blick auf alle wichtigen Aspekte des Themas erhalten.

Wichtig im Umgang mit neuen Medien und Vorgehensweisen sind vor allem die eigene Einstellung und eine motivierte Herangehensweise. In diesem Sinne:

Viel Erfolg!

Euer Korbinian Burlefinger

Genderhinweis
Aus Gründen der leichteren Lesbarkeit wurde in diesem Ratgeber überwiegend die weibliche Sprachform verwendet. Dies bedeutet jedoch keine Benachteiligung des männlichen/dritten Geschlechts, sondern soll im Sinne der sprachlichen Vereinfachung als geschlechtsneutral zu verstehen sein.

Downloadhinweis
Mit Erwerb dieser Publikation erhalten Sie zusätzlich die „Einverständniserklärung für videotherapeutische Behandlung" für Ihre PatientInnen zum Download. Die Datei stellen wir Ihnen in unserem Online-Shop **www.skvshop.de** zur Verfügung.
Wenn Sie Ihre Bestellung über unseren Online-Shop getätigt haben, finden Sie die Download-Datei direkt nach der Bestellung in Ihrem **persönlichen Kundenkonto** unter **„Meine Downloads"**. Erfolgte Ihre Bestellung nicht über unseren Shop, fordern Sie bitte über **info@schulz-kirchner.de** Zugangsdaten an – geben Sie dabei bitte Ihren Namen, Ihre Anschrift und das Stichwort **„Videotherapie"** an.

| Wie nehmen TherapeutInnen Videotherapie wahr?

Die erfolgreiche Videotherapie

Für eine erfolgreiche Videotherapie sind bestimmte Bedingungen maßgeblich und auch zu empfehlen:

- Das Störungsbild der Patientin ist zur videotherapeutischen Behandlung zugelassen. Dysphagien (Indikationsschlüssel SC1/SC2) dürfen nicht behandelt werden.
- Die Behandlung soll einer Face-to-Face-Behandlung möglichst ähnlich sein, das heißt, Lehr- und Instruktionsvideos sollten nicht die Therapiezeit ersetzen.
- Privatsphäre: Die Patientin muss ungestört an der Videotherapie teilnehmen können. Sie hat idealerweise einen ungestörten Raum zur Verfügung, von dem aus sie teilnimmt.
- Der technisch einwandfreie Ablauf der Videotherapie muss möglich sein: Internetverbindung der Patientin, ausreichendes Endgerät wie PC, Notebook, Tablet oder Smartphone, jeweils mit Kamera, Mikrofon und Lautsprecher.
- Angehörige können die Patientin unterstützen, wenn sie die zur jeweiligen Videotherapie notwendigen technischen Schritte nicht alleine durchführen kann (Kopfhörer, stabile Internetverbindung).
- Vorab ist zu klären, ob die Videotherapie hinsichtlich der Erreichung des Therapieziels sinnvoll ist und die Patientin erfahrungsgemäß genug Motivation und Konzentration für eine erfolgreiche Teilnahme mitbringt.

Gerade der letzte Punkt sollte genau überlegt werden. Denn manche TherapeutInnen verwerfen die Idee der Videotherapie im konkreten Fall im Vorhinein, da sie beispielsweise PatientInnen haben, die ihnen in der herkömmlichen Therapie nicht konzentriert und/oder motiviert genug vorkommen. Daraus wird dann oft geschlossen, dass Videotherapie für die Patientin nicht geeignet ist. In einer durchdachten und sinnvoll geplanten Videotherapiesitzung kann sich das aber als voreilige Fehlannahme herausstellen.

Somit kann ein weiterer Punkt ergänzt werden:

- Die Therapeutin ist gegenüber dem neuen Arbeitsmedium Videotherapie offen eingestellt und willens, die Videotherapie mit jeder Patientin, bei der diese laut Indikationsschlüssel zulässig ist, auszuprobieren.

Eine Videotherapiesitzung soll vor allem Therapiefortschritt bringen, für die Patientin motivierend und für die Therapeutin umsetzbar sein. Die Studienlage zu Videotherapie ist im deutschsprachigen Raum noch dünn gesät und die internationale Studienlage mit Vorsicht zu genießen. Hier spielen unternehmerische Belange teilweise eine große Rolle (z. B. wenn Plattformanbieter Videotherapie effektiver als herkömmliche „Live"-Therapie darstellen).
Aussagen zum Therapiefortschritt durch Videotherapie können Stand Anfang 2021 bestenfalls Vermutungen bleiben, da die Methode jung und deshalb nicht erforscht ist.

Als Faustregel gilt deshalb: Wer Therapiefortschritt per Videotherapie möglich machen will, sollte (einfach gesagt) probieren, die Dinge ins Digitale zu übertragen, die die logopädische Therapie erfolgreich machen und es so (mit Anleitung) schaffen, das maximal Mögliche für die PatientInnen zu tun und die Therapien voranzubringen.

Folgende Kriterien sind nach Bürki et al. (2011) für den logopädischen Therapieerfolg an sich entscheidend:

- Veränderungen im Umfeld der PatientInnen sowie innerpersönliche Veränderungen (40 %),
- Therapeuten-Klienten-Beziehung (30 %),
- Methodenauswahl (15 %),
- Erwartungshaltung beider Seiten (15 %) (Abb. 1).

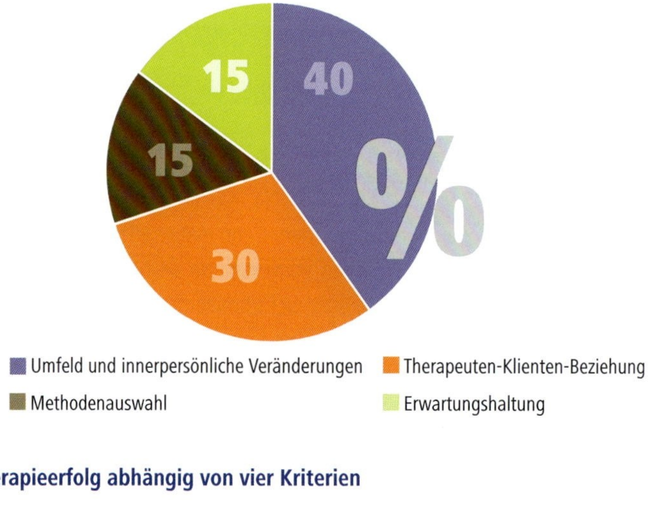

Abb. 1: Therapieerfolg abhängig von vier Kriterien

Der Auswahl motivierender Materialien und Methoden sowie vor allem der motivierenden Therapiegestaltung widmet sich dieser Ratgeber in den Kapiteln „Material und Methodenauswahl für Videotherapie" und „Allgemeine Erfahrungswerte".

Mitentscheidend für die Qualität einer Onlinetherapie ist ihre technische Umsetzung. Manche Dienste sind beispielsweise derart fehlerbehaftet, dass eine konstante Qualität von Bild und Ton nicht gehalten wird. Aber nicht nur technische Hürden sind zu nehmen. Auch der Datenschutz muss beachtet werden – diesem widmet sich das Kapitel „Datenschutz und gesetzliche Regelungen". Und schließlich muss die Therapeutin auch einen Dienst auswählen, der ihr die technischen Möglichkeiten bietet, vielfältig zu arbeiten. Eine methodisch abwechslungsreiche Therapie sollte die Möglichkeiten beinhalten, Apps digital einzubinden und Spiele/Übungen nicht nur über die visuelle Präsentation von analog vorhandenen Materialien umzusetzen. Sie sollte digitale Wege enthalten, die mindestens die Präsentation motivierend vereinfachen, wenn nicht sogar die gemeinsame Arbeit in rein digitaler Form ermöglichen. Sinnvolle Möglichkeiten sind u. a., der Patientin in digitaler Form Inhalte zu zeigen (Bildschirmfreigabe), gemeinsam interaktiv digital zu arbeiten/zu üben (Fernbedienung oder Möglichkeit der gemeinsamen Arbeit in Dokumenten). Die Anbieterauswahl, mit der einige der o. g. Möglichkeiten stehen oder fallen, hat wesentliche Auswirkungen auf die Therapie (siehe ebenfalls Kapitel „Datenschutz und gesetzliche Regelungen").

Die oft getätigte Aussage „Onlinetherapie ersetzt keine Livetherapie" liegt hier vielleicht schon vielen LeserInnen auf der Zunge. Dieser Satz muss in zweierlei Hinsicht betrachtet werden.

Erstens kann er so verstanden werden, dass TherapeutInnen nicht zur Videotherapie ausgebildet sind, Videotherapie keine „echte" Therapie ist und deshalb niemals an diese herankommen kann. So stellt der Satz eine Entschuldigung dar. Die Therapeutin sagt sich: „Meine Onlinetherapie wird sowieso niemals die Wirkung entfalten können, wie meine herkömmliche Therapie, die ich immerhin schon seit 5, 10, 20, 30 oder 40 Jahren erfolgreich durchführe." Eine solche Aussage ist rein spekulativ.

Zweitens kann der Satz so verstanden werden, dass Videotherapie anders als die bisher gewohnte Art zu therapieren und deshalb abzulehnen ist. Ja, Videotherapie ist anders als herkömmliche Therapie. Es gibt andere Möglichkeiten, andere Grenzen, andere Herausforderungen. Ja, TherapeutInnen sind nicht im Bereich Videotherapie ausgebildet. Ja, TherapeutInnen haben sich bewusst für einen Beruf mit Menschen entschieden und wollen deshalb direkt mit PatientInnen arbeiten. Und wenn man als Therapeutin mit Videotherapie konfrontiert ist, kann es aufgrund dieser Tatsachen gut möglich sein, dass die Therapie etwas vermissen lässt. Aber es ist in diesem Moment Aufgabe der Therapeutin, mit ihrem Wissen und ihren Fähigkeiten das Beste daraus zu machen und so die positivste Wirkung für die PatientInnen zu erzielen.

Vor- und Nachteile von Videotherapie aus Sicht von TherapeutInnen

Im Rahmen einer Online-Befragung (Schwinn et al., 2020) nannten TherapeutInnen unter anderem folgende Vor- und Nachteile von Videotherapie, die hier besprochen werden sollen:

Vorteile	Nachteile
Gesundheit	Technische Schwierigkeiten
nicht vorhandener Fahrweg	Stimmbelastung
neues Therapieangebot	konzentrative Anstrengung
	weniger Material- und Methodenauswahl
	hohe Vorbereitungszeit
	fehlende Begegnung
	Therapiesetting

Die Art der Durchführung der Videotherapie war bei den Befragten durchweg uneinheitlich. Wenige der befragten TherapeutInnen verwarfen nach den ersten Versuchen die Videotherapie wieder. Die meisten schafften die Umsetzung der Videotherapie nicht ohne Hilfe (Fortbildungen, Unterstützung durch Angehörige, KollegInnen). Insgesamt bestand der Wunsch nach einer einfach zu bedienenden Software.

Erörterung der genannten Vorteile

- Der **gesundheitliche Aspekt**, den die TherapeutInnen nennen, ist – gerade in Zusammenhang mit der aktuellen Pandemie – nicht zu vernachlässigen, da die Verbreitung von Viren via Videotherapie ausgeschlossen ist. Ansteckungen kann man auch bei Einhaltung höchster Hygienestandards in der herkömmlichen Therapie nicht vollständig ausschließen.
- Der durch den Wegfall von Hausbesuchen **nicht vorhandene Fahrweg** gibt den TherapeutInnen die Möglichkeit, mehr Therapien in der vorhandenen Zeit zu absolvieren und mehr Umsatz zu generieren. Sobald die Videotherapien also kürzere Planungsphasen erfordern, profitieren die Praxen auch potenziell wirtschaftlich.
- Das **neue Therapieangebot** fanden die befragten TherapeutInnen spannend. Zukünftig tun sich durch die Kombination von Videotherapie und Livetherapie neue Dynamiken auf und es ist auch möglich, situationsabhängig zwischen den Medien zu wechseln.

Erörterung der genannten Nachteile

- Technische Schwierigkeiten treten bei der Verwendung von technischen Geräten in irgendeiner Form häufig auf. Neben einer stabilen Internetverbindung und Grundkenntnissen der EDV-Bedienung spielen bei der Onlinetherapie die Anbieterwahl/Plattformauswahl (Zoom, Microsoft Teams, zertifizierter Anbieter etc.) eine große Rolle. Durch einen starken Anbieter können technische Probleme minimiert werden.
- „Stimmbelastung" und „konzentrative Anstrengung" gehören gegebenenfalls zusammen, wenn man die Stimmbelastung nicht darauf zurückführt, dass die TherapeutInnen besonders laut sprechen wollen, da das Gegenüber sich ja nicht im gleichen Raum befindet. Vielmehr sind übermäßiger Stimmeinsatz und konzentrative Belastung damit zu erklären, dass die Therapeutin Wege sucht, die Aufmerksamkeit der PatientInnen auch über Video zu „fesseln". Hier muss klar sein, dass nicht erwartet wird, dass TherapeutInnen eine perfekt durchgetaktete Videotherapie abliefern, da die PatientInnen sonst den Bildschirm abschalten oder den Raum verlassen. Auch wird es nicht immer möglich sein, wenn eine Vorgehensweise nicht funktioniert, ein Arbeitsblatt nicht geeignet ist, dass die Therapeutin aus dem Stand und so, dass die Patientin es im besten Fall gar nicht bemerkt, eine neue Vorgehensweise entwirft, ein anderes Arbeitsblatt oder Programm öffnet und auf den Bildschirm wirft. Eine Therapie ist kein vorab aufgezeichnetes und nach dramaturgischen Aspekten zusammengeschnittenes YouTube-Video. Auch ist die Therapie kein Schachspiel. Die Therapeutin muss nicht drei Züge im Voraus denken, parallel den Rest der Stunde konzipieren und nebenbei so effektiv therapieren, dass die Patientin die Nebentätigkeiten gar nicht mitbekommt. Wer als Therapeutin solche Ansprüche an sich selbst stellt, kann nur konzentrativ überfordert werden.
- Begrenzte Material- und Methodenauswahl. Je nach Vorgehensweise ist die Materialauswahl eingeschränkt (zur Materialauswahl siehe Kapitel „Material und Methodenauswahl für Videotherapie"). Methodisch stehen nicht weniger, sondern andere Arten des Arbeitens zur Verfügung (zu den verschiedenen Durchführungsarten siehe Kapitel „Wirksamkeit von Videotherapie"), lediglich auf Dysphagietherapien sowie alle auf Methoden, bei denen die Therapeutin die Patientin berühren muss, muss verzichtet werden.

Zu Beginn der Umstellung auf die Videotherapie ist eine umfangreiche Vorbereitungszeit notwendig, von der aber bei jeder weiteren Vorbereitung einer Therapieeinheit profitiert wird. Insgesamt kann aus Sicht des Autors und anderer erfahrener Video-TherapeutInnen erfahrungsgemäß nicht von einem Mehr an Vorbereitungszeit gegenüber der herkömmlichen Therapie gesprochen werden.

- Die beiden letztgenannten Nachteile (fehlende Begegnung und Therapiesetting) ergeben sich einerseits aus der aktuellen Corona-Situation zum Zeitpunkt der Befragung, die die Befragten beeinflusst hat, und andererseits aus der logopädischen Arbeitsweise. Natürlich vermissen TherapeutInnen die echte Begegnung mit ihren PatientInnen. Dass man im Lockdown nicht so vielen Personen begegnet und sich generell nach menschlichem Kontakt sehnt, spricht aber nicht gegen die Videotherapie. Wenn wieder mehr echte Begegnungen stattfinden, wird die fehlende Begegnung im Rahmen der Videotherapie voraussichtlich eine unbedeutendere Rolle spielen.

Dass TherapeutInnen im Rahmen der Videotherapie das Therapiesetting bei der Patientin nicht abschließend beeinflussen können, ist wahr. Viele TherapeutInnen überlegen sich sehr genau, wann sie was in der Therapieeinheit machen wollen und bereiten dies in ihrem Therapieraum vor. Wenn sie sich darauf verlassen, dass die Angehörigen und PatientInnen bestimmte therapierelevante Dinge bei sich zu Hause bereitstellen, können potenzielle Fehlerquellen entstehen. Für den Fall, dass die PatientInnen oder Angehörigen das Aufgetragene nicht erledigt haben, sollte man noch andere Vorgehensweisen (einen Plan B) haben.

Wirksamkeit von Videotherapie

Die Wirksamkeit von Videotherapie muss noch erforscht werden. Es ist allerdings zweifelhaft, ob in nächster Zeit belastbare Ergebnisse entstehen werden. Dies ist schon durch die vielfältigen Möglichkeiten der Ausführung begründet.

Es gibt beispielsweise Online-Therapiesettings, bei denen die Therapiematerialien (wenn welche verwendet werden) sich entweder bei der Patientin oder der Therapeutin befinden. Es werden Gegenstände in die Kamera gehalten oder der Laptop/das Tablet wird so ausgerichtet, dass Spielfelder etc. (wenn auch in ungünstigen Winkeln) gesehen werden können. Hier stellt die digitale Komponente tatsächlich ein Hindernis dar, da weder das Therapiematerial noch die Interaktion der Therapeutin annähernd die Wirkung entfalten können, die sie in der „echten" Therapiesituation hätten. So eine Vorgehensweise ist direkt nach der Umstellung auf Videotherapie durchaus verständlich und war häufig nach der ersten Genehmigung der Videotherapie zu finden. Im anderen Extrem werden alle erdenklichen digitalen Möglichkeiten einbezogen und Therapeutin und Patientin arbeiten gemeinsam an Dokumenten, nutzen gemeinsam Computerprogramme und Apps und binden kreativ die Möglichkeiten ein, die ihnen die jeweilige Software bietet. Dazwischen sind alle Ausprägungen und Abstufungen möglich. Hier sollte die Wirksamkeit jeder Variante erforscht werden.

Wenn eine Videotherapie der herkömmlichen Therapie recht ähnlich ist, und zwar in dem Punkt, dass kreativ und motivierend alle zur Verfügung stehenden Möglichkeiten ausgeschöpft werden, um den Therapieerfolg wahrscheinlicher zu machen, und direkt mit der Patientin an ihrem Störungsschwerpunkt gearbeitet wird, so rückt der Therapieerfolg allerdings nahe.

| PatientInnen und Videotherapie

Die Wichtigkeit der motivierenden Umsetzbarkeit stellt sich heraus, wenn man sich die Situation der PatientInnen in der Corona-Pandemie vor Augen führt.

Im ersten Lockdown 2020 haben viele PatientInnen die Videotherapie als interessante Abwechslung und als Möglichkeit, mit der Therapeutin in Kontakt zu bleiben, gesehen.

Die Situation hat sich allerdings gewandelt. PatientInnen nehmen an der Videotherapie nicht mehr nur teil, um die Zeit zu überbrücken, in der sie ihre Therapeutin nicht sehen können. Nach mehreren Lockdowns wissen sie, dass dies voraussichtlich nicht die letzte Videotherapie ist, die sie erleben oder erleben werden (müssen) – auch und gerade, wenn Videotherapie als logopädische Heilbehandlung grundsätzlich zugelassen wird, um z. B. kranken TherapeutInnen und PatientInnen gerecht zu werden und Therapie zu ermöglichen.

Deshalb muss die Videotherapie für die PatientInnen zielführend gestaltet werden. Sie soll:

- therapeutische Fortschritte möglich machen,
- spannend und abwechslungsreich gestaltet sein,
- sich an der Interessenlage und dem individuellen Hintergrund der PatientInnen orientieren,
- hinsichtlich Material- und Methodenauswahl möglichst auf wissenschaftlichen Erkenntnissen beruhen,
- die Möglichkeiten von Therapeutin und Patientin ausschöpfen,
- Übungsmöglichkeiten für zu Hause erarbeiten.

Die motivierende, abwechslungsreiche Therapiegestaltung muss deshalb ein Hauptziel der Video-TherapeutInnen sein. Wenn dies gelingt, kann eine Videotherapie einer Livetherapie recht nahekommen.

Manche PatientInnen scheinen der Videotherapie ablehnend gegenüber zu stehen. Sie möchten z. B. im Lockdown/in der Quarantäne lieber in Ruhe gelassen werden und „erst weiter machen, wenn alles wieder normal ist." Diese Einstellung kann auch auf TherapeutInnen entlastend wirken, wenn sie dem neuen Medium eher kritisch oder ängstlich gegenüberstehen. Diese PatientInnen legen ihre Gründe für die Ablehnung allerdings nicht ohne ein klärendes Gespräch offen. Vielleicht können sie sich die Effektivität von Videotherapie einfach nicht vorstellen, möglicherweise sind sie aber auch (wie viele andere PatientInnen, die Videotherapie letztendlich doch ausprobieren) von der neuen Situation etwas überfordert.

Hier sind die Gesprächsführungs- und letztlich Überzeugungskünste der Therapeutin gefragt, um die PatientInnen zum Versuch zu motivieren und so die Voraussetzung für das Stattfinden der Videotherapie überhaupt zu schaffen.

Im Kapitel „ÄrztInnen, PatientInnen und Angehörige von Onlinetherapie überzeugen und anleiten" wird anhand von Beispielen gezeigt, wie man seine PatientInnen von der Umstellung auf Videotherapie überzeugen kann.

| Material- und Methodenauswahl für Videotherapie

Ausstattung

Im Folgenden finden sich Empfehlungen zur Grundausstattung, die auch der preislichen Orientierung dienen.

1. Webcam

Es ist notwendig, dass die Patientin die Therapeutin im Rahmen der Videotherapie sehen kann. Deshalb braucht die Therapeutin entweder eine im Laptop/Tablet oder Smartphone verbaute Kamera, oder eine Webcam, die so montiert werden kann, dass die Therapeutin für die Patientin sichtbar ist.
Nicht fest verbaute Webcams empfehlen sich auch als Zweitkamera, wenn man das Therapiegeschehen am Boden (beispielsweise ein Bauernhofspiel) oder einem anderen Ort, an dem handlungsorientiert gearbeitet wird, aber nicht am Tisch gesessen werden kann, übertragen will. Wählt man eine Webcam, die FULL HD-Bilder liefert, was eine hohe Auflösung der Bilder von mindestens 1920 x 1080 Pixeln bedeutet, ist man auf der sicheren Seite.
Die AUKEY-Webcam 1080P Full HD zählt bei einem Preis von ca. 40 Euro schon zu den besseren Kameras. Ein Stereomikrofon ist enthalten. Es finden sich allerdings auch kostengünstigere, vollkommen zufriedenstellende Kameras, wie die LOGITECH C270 (ca. 30 Euro). Diese Kamera liefert HD-Bilder. Kabelgebundene Kameras haben den Vorteil, dass das Bild weniger Verzögerung aufweist, sind allerdings meist weniger mobil.

2. Headset

Headsets sollten kabellos (wireless) sein, da das Kopfhörerkabel während der Onlinetherapie stören kann. Die Soundqualität sollte für die Onlinetherapie hoch sein, man hat allerdings keinen unbedingten Zugewinn, wenn man Kopfhörer für Tausende von Euro anschafft. Es ist zu beachten, dass das Klangergebnis, das bei der Patientin ankommt, nicht nur von der Aufnahmequalität der Geräte auf der Therapeutinnenseite, sondern auch vom Lautsprecher/den Kopfhörern der Patientin abhängt. Hier kann die Therapeutin also lediglich sicherstellen, dass auf ihrer Seite die besten Voraussetzungen geschaffen werden. Qualität spielt eine Rolle, ist aber beispielsweise schon für ca. 70- bis 90 Euro mit dem Logitech H600 Wireless Bluetooth Headset zu haben. Eine Übertragung via Bluetooth bedeutet, dass sich die Therapeutin trotz Bewegungsfreiheit nicht allzu weit (anderer Raum) vom Endgerät (z. B. Laptop) entfernen sollte, da die Übertragung zur

Patientin sonst unterbrochen werden kann. In einem normal großen Therapieraum kann sich die Therapeutin allerdings mit einem kabellosen Headset problemlos bewegen.

3. Dokumentenkamera

Die Dokumentenkamera dient der Übertragung von auf dem Tisch befindlichen Arbeitsmaterialien an die Patientin. Das produzierte Bild soll wie bei der Webcam schnell und live ankommen. Da die Dokumentenkamera auf dem Tisch steht, empfiehlt sich die kabelgebundene Variante. Je hochauflösender das Bild, umso störungsanfälliger ist es aufgrund der hohen Menge an Daten, die übertragen werden. Deshalb reicht eine (kabelgebundene) „Sparvariante" der Kamera aus. Die Riiai-BK50-Dokumentenkamera (ca. 50 Euro) erfüllt ihren Zweck.
Wenn mehrere TherapeutInnen einer Praxis gleichzeitig videotherapeutisch tätig sind, ist es entsprechend zweckmäßig, die o. g. Ausstattung pro Arbeitsplatz anzuschaffen.

Anschaffungen mit staatlicher Unterstützung?

Dass der Staat den Praxen bezüglich der Online-Therapieausstattung zukünftig unter die Arme greifen wird, ist eher unwahrscheinlich, da die Anschaffungskosten für die Praxen nicht hoch genug sind. Keine Praxis muss sich wegen der Anschaffung von Kameras und Headsets ruinieren. Für die Grundausstattung wird man immer Geräte finden, die mehr kosten, als die oben genannte Ausstattung. Diese Grundausstattung wurde auch bei der Erstellung der Bilder für dieses Buch verwendet und reicht bei Weitem aus.
Hinsichtlich der Kosten, die bei der Anschaffung der Grundausstattung für die Patienten entstehen, sollte der Gesetzgeber aber bezüglich zukünftiger Erstattungsmodelle gefordert werden. Nicht alle PatientInnen haben Zugriff auf Smartphones, Tablets oder Laptops. Fühlt sich die Therapeutin hiermit wohl, so kann sie mehrere Endgeräte kaufen und den Patienten als Leihgabe zur Durchführung der Videotherapie zur Verfügung stellen.

Grundausstattung einer Einzelpraxis für die Videotherapie:

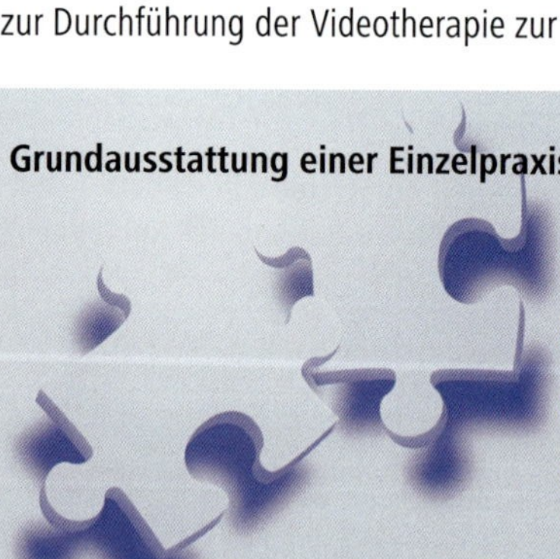

Laptop/Tablet/fester PC

Webcam: verbaut oder extern montierbar

Headset: falls möglich kabellos

Dokumentenkamera: falls möglich kabelgebunden

Motivierende Aspekte von Online-Materialien

Wie im Kapitel „Wirksamkeit von Videotherapie" erwähnt, sollen für eine motivierende Videotherapie alle zur Verfügung stehenden Möglichkeiten ausgeschöpft werden. Die zur Verfügung stehenden Möglichkeiten sind bei Weitem nicht ausgeschöpft, wenn lediglich Arbeitsblätter, Karten oder z. B. sprechende Stofftiere wie eine Schneckenhandpuppe in die Kamera gehalten werden (siehe Abb. 2).

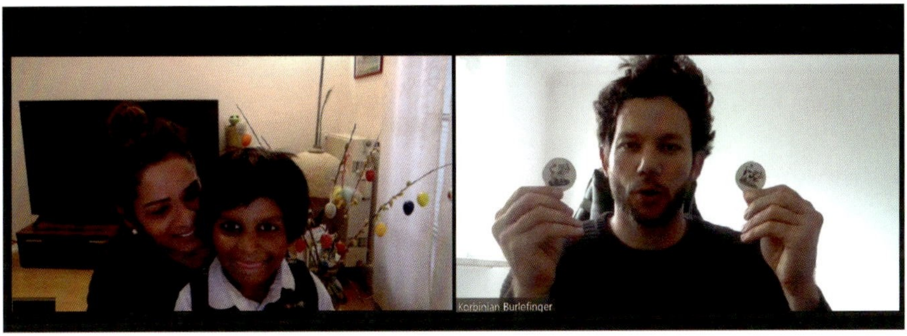

Abb. 2: Material in die Kamera halten ohne „Bildschirm teilen"

(Material-)Vorschläge zur motivierenden Therapiegestaltung

Prinzipiell lassen sich alle Medien, die man am digitalen Endgerät via Videotherapiesoftware zeigen kann, in der Videotherapie einsetzen. Dies gilt auch für Apps und die meisten Computerprogramme. Moderne Computerspiele, die, wie z. B. Ego-Shooter (in denen die Spielabläufe schnell vonstattengehen, man also durch Hinterherhängen des Bildes benachteiligt ist), große Speicherkapazitäten des Rechners voraussetzen, lassen sich aufgrund der limitierten Kapazitäten der Bildschirmübertragung schlecht darstellen (hängen fest). Logopädische und sprachtherapeutische Programme können aber verwendet werden.

Vorschläge für Online-Material

- https://www.therapie-materialien.de/memory → **überwiegend memorybasierte Übungsmaterialien zu logopädischen Themen, vor allem Aussprache, Merkfähigkeit und Wortabruf**
- https://c4arena.com/ → **Vier gewinnt-Onlinespiel**
- https://www.nat-verlag.de → **E-Bücher+NAT-Cloud** → **Seite des NAT-Verlages, hier kann man unterer anderem deren E-Books und den Zugang zur NAT-Cloud kaufen**
- https://madoo.net/ → **eine Gratissammlung von selbst erstelltem (mutmaßlich hauptsächlich von TherapeutInnen) Material, meist in Form von Arbeitsblättern**

- https://lehrermarktplatz.de/ → **eine Sammlung (mutmaßlich hauptsächlich von Lehrkräften erstelltem) Material, meist in Form von Arbeitsblättern, das kostenpflichtig oder gratis heruntergeladen werden kann**
- https://www.kleineschule.com.de/index.html → **eine Sammlung von Material zu Alphabetisierung, Erstlesen, aber auch Sprachspiele wie Memory, Malbücher, Puzzles und Labyrinthspiele, teilweise als PDF, aber auch als Onlinespiele umsetzbar; meist in Form von Arbeitsblättern, die käuflich oder gratis heruntergeladen werden können)**
- https://www.logopaletti.de/ → **kostenpflichtiger Download von logopädischem Übungsmaterial und Übungsanleitungen möglich**

Vorschläge für Apps

- Neolexon Aphasie → **https://neolexon.de/therapeuten/apps-fuer-therapeuten/**
- Neolino Artikulationsstörungen → **https://neolexon.de/therapeuten/apps-fuer-therapeuten/**
- SmallTalk Oral Motor Exercises → **https://apps.apple.com/de/app/smalltalk-oral-motor-exercises/id337145605**
- Smart Oral Motor → **https://apps.apple.com/us/app/smart-oral-motor/id418949476**
- Logopädie App von Beate Müller → **https://play.google.com/store/apps/details?id=com.pmqsoftware.logopadie.de&hl=de&gl=US**
- Feeding Animals → **https://apps.apple.com/us/app/feeding-animals-happytouch/id543126724**
- Let me Talk → **https://play.google.com/store/apps/details?id=de.appnotize.letmetalk&hl=de&gl=US**

Grundsätzlich kann jedes Material, das man auf dem Computer hat oder es dort speichern kann (z. B. durch Scannen) in der Videotherapie eingesetzt werden.

Testung per Videotherapie

Am Beispiel Testung wird deutlich, dass man grundsätzlich jedes Material, das man in Papierform analog verwenden kann, auch in digitaler Form in der Videotherapie einsetzen kann. In der Logopädie/Sprachtherapie besteht eine Lücke an digital vorhandenen und gleichzeitig für die digitale Anwendung standardisierten Testverfahren, die es zu schließen gilt. Jedes digital vorhandene Testverfahren lässt sich in der Videotherapie über die Bildschirmfreigabe problemlos einsetzen. Das bedeutet, dass die Therapeutin der Patientin über Video die Teile des Testverfahrens zeigen kann, die für die Testung relevant sind. Aber auch in Papierform existierende Tests können eingescannt und den PatientInnen zur Beantwortung per Bildschirmfreigabe gezeigt werden. Die Therapeutin zeigt der Patientin den Bogen und die Patientin bzw. deren Angehörige nutzen die Kommentarfunktion, um anzuzeigen, wohin die Patientin deutet (Abb. 3). Gleiches kann natürlich auch erreicht werden, indem die Angehörigen mitteilen, wohin die Patientin gedeutet hat (Beispiel „rechts oben" o. ä.). In Abb. 4 zeigt der Therapeut dem Kind eine digitalisierte Bildkarte und beobachtet gleichzeitig die Reaktion des Kindes.

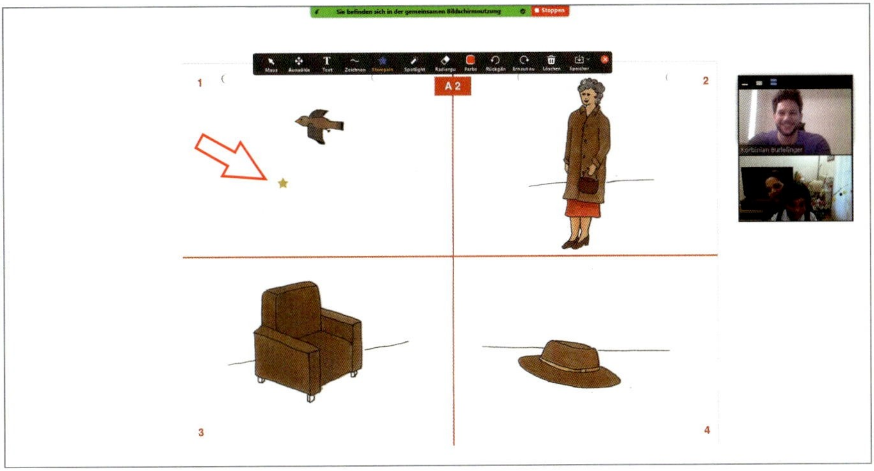

Abb. 3: Angehörige zeigen mittels Kommentarfunktion, wohin die Patientin gedeutet hat Verwendetes Material: A.V. Fox Boyer, „TROG-D – Test zur Überprüfung des Grammatikverständnisses", Schulz-Kirchner Verlag

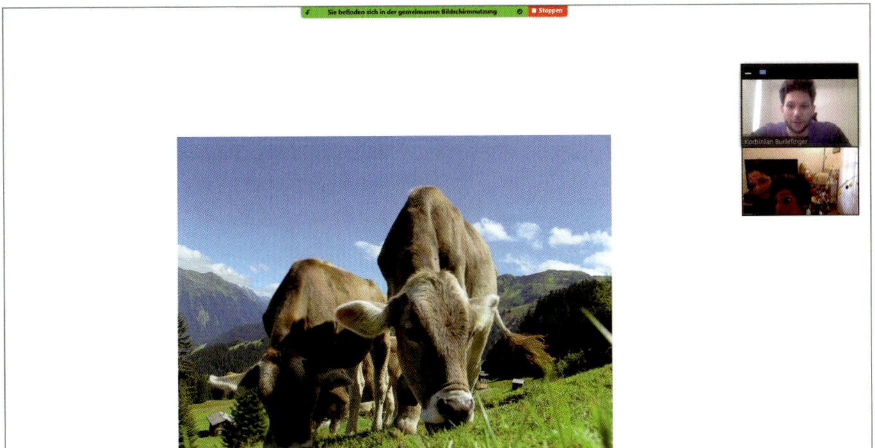

Abb. 4: Therapeut zeigt Kind eine digitalisierte Bildkarte

Anmerkung 1: Durch die Onlinetherapie sind die Ergebnisse standardisierter Testungen nicht mehr zu 100 % bzgl. der Prozentränge und T-Werte einzuordnen, das heißt, die Standardisierung ist nicht mehr gegeben, da die Gruppe, an der der Test normiert wurde, diesen nicht in einer Videotherapiesituation durchgeführt hat. Die Werte könnten also minimal abweichen und die Werte der PatientInnen in den Grenzbereichen sind nicht unbedingt in diesen befindlich.
Anmerkung 2: In Abb. 3 ist nicht zu sehen, wie der Logopäde den offiziellen Testbogen ausfüllt. Es ist insgesamt wichtig, dass durch die Digitalisierung von Therapiematerial die AutorInnen der Materialien nicht finanziell geschädigt werden. Eine unberechtigte Weitergabe von digitalisiertem Material an Personen, die das Material dadurch nicht selbst kaufen müssen, genauso wie der Empfang von entsprechendem Material sind gesetzlich untersagt.

Datenschutz und gesetzliche Regelungen

Was die Therapeutin tun muss

Die Therapeutin muss im Interesse der Patientin ihre Daten bestmöglich verarbeiten und schützen und Maßnahmen ergreifen, um genau dies sicher zu stellen. Sie muss einen in ihren Augen vertrauenswürdigen Anbieter für die Videotherapie auswählen und sich und die Patientin so ausführlich wie möglich über etwaige datenschutzrechtliche und gesundheitliche Risiken, die dadurch entstehen, dass sie nicht im gleichen Raum wie die Patientin sein kann, informieren. Außerdem muss sie die Vorgehensweisen wählen, die die Sicherheit der Daten und der Patientin selbst am wenigsten gefährden. Dies können konkrete Tipps zur Verwendung von Decknamen zur Anonymisierung im Videotherapiesetting sein, aber auch Empfehlungen zur Rutschsicherheit am Aufenthaltsort der Patientin. Sie muss der Patientin eine umfangreiche Einverständniserklärung zukommen lassen (Anhang 1), und nur erforderliche Daten in der Therapie sichtbar machen. Die Therapeutin muss sich um alle weiteren nötigen Unterlagen wie Datenverarbeitungsvereinbarungen und evtl. Standarddatenschutzklauseln, Zusatzvereinbarungen mit den Anbietern etc. kümmern, um die Daten bestmöglich zu schützen. Hier ist es nach aktueller Rechtslage strittig, ob Standarddatenschutzklauseln (EU-Standardvertragsklauseln, also Musterverträge, die im Falle von Transfers personenbezogener Daten in Länder außerhalb der EU erforderlich werden) für die Durchführung der logopädischen Arbeit tatsächlich notwendig sind. Deshalb sollte die Therapeutin auch keine unnötigen Risiken eingehen und auf die Nutzung der Aufnahmefunktion der Anbieter (z. B. bei Zoom) verzichten. Durch die Aufnahme werden Daten mindestens zwischengespeichert. Wir wissen nicht, was mit diesen Daten während oder nach der Videotherapie passiert. Deshalb ist es besser, kein unnötiges Risiko einzugehen und den integrierten Aufnahmebutton einiger cloudbasierter Anbieter nicht zu nutzen, so praktisch er auch scheinen mag.

Was die Therapeutin tun kann

Die Einverständniserklärungen können den PatientInnen/Angehörigen von der Therapeutin detailliert erläutert werden, gegebenenfalls mit einfachen Worten. Dies ist allerdings nicht verpflichtend. Hier sollten die AGB/Datenschutzklauseln des Softwareanbieters klar genug sein. Auch ob an die Softwareanbieter geschickte, selbst verfasste Zusatzvereinbarungen unterschrieben zurückkommen, ist zu bezweifeln, genauso wie die Notwendigkeit, dies zu tun. Große Firmen versuchen derzeit sich so abzusichern, logopädische Praxen, die dem Autor bekannt sind und dies versucht haben, haben bis jetzt allerdings noch keine Antwort erhalten.

Weiter kann die Therapeutin bei Notwendigkeit entsprechende Endgeräte an die Patientin ausleihen, um eine Videotherapie zu ermöglichen.

Was die Patientin tun muss

Die Patientin muss ebenfalls im eigenen und dem Interesse der Therapeutin möglichst datenschutzkonform handeln. Sie muss sich anhand der angebotenen Materialien informieren und bestmöglich die durch die Therapeutin bereitgestellten Informationen nutzen, um die Sicherheit in der Therapiestunde zu gewährleisten.

Was die Patientin tun kann

Die Patientin kann eigene Vorschläge und Ideen einbringen und die Therapeutin darüber informieren, welches Spiel- und Übungsmaterial ihr zu Hause für die Videotherapie zur Verfügung steht. Das kann einige zusätzlich kreative Möglichkeiten schaffen.

| ÄrztInnen, PatientInnen und Angehörige von Onlinetherapie überzeugen und anleiten

Menschen von einer neuen Therapieform überzeugen

Kommt etwas Neues auf uns Menschen zu, so sind wir in der Regel zwar neugierig, aber auch misstrauisch. Neue Dinge sind interessant, aber auch potenziell riskant.
Werden wir mit einer neuen Herangehensweise an etwas konfrontiert, so fragen wir uns nach dem Nutzen: „Was springt eigentlich für mich dabei heraus, was bringt mir das?"
Es lohnt sich deshalb, sich mit der unterschiedlichen Grundmotivation der PatientInnen, der ihrer Angehörigen und der ÄrztInnen zu beschäftigen, mit denen man es zu tun hat.
Menschen tun, ganz einfach dargestellt, Dinge aus drei verschiedenen Gründen: Sie haben Spaß an der Tätigkeit an sich (intrinsische Motivation), sie erhoffen sich durch die Tätigkeit spätere Vorteile irgendeiner Art (extrinsische Motivation), oder sie werden dazu gezwungen, ohne dass ein weiterer Nutzen für sie aus der Tätigkeit ersichtlich wäre (Zwang → keine Motivation).
So individuell die Gesprächspartner sind, so individuell sind die Argumente zu wählen. Die folgenden Aufstellungen sollen deshalb nur als eine Möglichkeit und argumentatives Raster, das angepasst werden sollte, nicht als einzige Komplettlösung verstanden werden.

Das im Folgenden gewählte Raster nennt sich Fünfsatz. Der Einleitungssatz bezieht sich jeweils auf den Schlusssatz, deshalb klingen diese Sätze recht ähnlich. Der Schlusssatz enthält lediglich noch eine klare Information zur weiteren Vorgehensweise, damit weitere Schritte danach wahrscheinlicher werden. Der Fünfsatz kann beliebig mit weiteren Argumenten ergänzt werden.

PatientInnen und Angehörige überzeugen

Die Videotherapie muss für PatientInnen und Angehörige Nutzen stiften. Sie soll also erfolgreich sein (extrinsische Motivation).

In Bezug auf die PatientInnen, die an der logopädischen Arbeit an sich Spaß haben (z. B. Kinder, die das „Spiel" mit der Therapeutin mögen, aber natürlich auch Erwachsene und Jugendliche, denen die Tätigkeit an sich Freude macht), geht man in Richtung intrinsische Motivation, stellt die spaßbringenden und vielfältigen Aspekte der Therapie in den Vordergrund.

Einleitungssatz: Aufgrund der aktuellen Situation können wir im Moment keine klassische Therapieeinheit in meiner Praxis durchführen. Als Alternative bietet sich die Videotherapie an.

Argument 1: Sie ist geeignet, weil wir die Therapie dadurch nicht unterbrechen müssen und keine wertvolle Zeit verlieren.

Argument 2: Die Ausgestaltung der Videotherapie korrespondiert mit der der klassischen Therapie und ist geeignet, die vereinbarten Therapieziele zu erreichen.

Argument 3: Hinsichtlich Material- und Methodenauswahl beruht die Videotherapie auf aktuellen wissenschaftlichen Erkenntnissen und die PatientInnen sind nach diesen Erkenntnissen auch generell motiviert, per Video zu arbeiten, da es ihnen Spaß macht.

Schlusssatz: Deshalb sollten wir das Beste aus der Situation machen und uns gemeinsam auf die erste Videotherapieeinheit vorbereiten.

Möglichkeit der Erweiterung von Argument 3: Es macht deshalb so viel Spaß, weil

- wir die App, die wir für die Laute benutzen, auch per Video verwenden können,
- wir online Memory spielen können,
- ich ganz viele coole Arbeitsblätter und Sachtexte habe, die wir gemeinsam am PC bearbeiten können.

Alternatives Argument 3 (extrinsisch): Es gibt erprobte Schritte in der Videotherapie, die wir gehen können, um die Therapieziele zu erreichen.

Schlusssatz: So kann die logopädische Therapie weitergehen. Deshalb möchte ich mit Ihrem Kind/Ihnen Videotherapie durchführen. Dafür brauche ich Ihr Einverständnis. Die Einverständniserklärung gebe ich Ihnen gerne und schicke Ihnen Informationen zu, wie wir konkret vorgehen.

ÄrztInnen überzeugen

Auch in der Wahrnehmung der ÄrztInnen sollte die Videotherapie sinnvoll sein. Obwohl (derzeit noch) das Einverständnis der Ärztin zur Videotherapie nicht notwendig ist (mit einem neuen Indikationsschlüssel wäre dies von vornherein gegeben), lohnt es sich, die Ärztin als Vertrauensperson der Patientin in Gesundheitsfragen einzubeziehen. Um dies zu erreichen, sind allerdings evtl. andere Argumente zu wählen. Es wird davon ausgegangen, dass die entsprechende Ärztin vor allem an der Krankheitsvermeidung interessiert ist.

Einleitungssatz: Die Logopädie/Sprachtherapie soll trotz der derzeitigen Umstände (Quarantäne, Unfall, Krankheit etc.) weitergehen. Deshalb möchte ich die Logopädie/Sprachtherapie per Videotherapie weiterführen.

Argument 1: Um einen längeren Ausfall der Therapie zu vermeiden, der negative Auswirkungen auf den schon erreichten Therapieerfolg hätte, möchte ich die Therapie mit der Patientin per Video fortführen.

Argument 2: Durch die räumliche Entfernung wird eine Ansteckung (im Krankheits- oder Quarantänefall) vermieden.

Möglichkeit der Erweiterung von Argument 2:

- Es ist trotz aller Vorsichtsmaßnahmen in der klassischen Therapie nicht möglich, Ansteckungen hundertprozentig zu vermeiden.
- Die Ansteckungsgefahr, zum Beispiel durch Kontakt unter den PatientInnen, kann durch die Umstellung schon einiger Therapien auf Videotherapie potenziell reduziert werden. Kranke Patientinnen können zu Hause bleiben und das Risiko der gesunden Patientinnen, sich anzustecken, wird reduziert.

Argument 3: Es gibt erprobte Schritte in der Videotherapie, die wir gehen können, um die Therapieziele zu erreichen.

Schlusssatz: So kann die logopädische Therapie weitergehen. Deshalb möchte ich mit Ihrer Patientin Videotherapie durchführen. Ich hoffe, dass Sie das genauso sehen. Kontaktieren Sie mich gerne bei weiteren Fragen. Ich kläre die Details mit der Patientin/den Angehörigen.

PatientInnen und Angehörige anleiten

Die PatientInnen und ggf. ihre Angehörigen müssen genau über die technischen Voraussetzungen der Videotherapie, die in ihrem Haushalt nötig sind, informiert werden.

Onlinetherapie – Durchführung

Zunächst müssen die notwendigen technischen Voraussetzungen (siehe Kapitel „Ausstattung") erfüllt werden. Sowohl bei der Therapeutin als auch bei der Klientin muss ein Videokonferenzsystem installiert sein.

Das Konferenzsystem

Das Konferenzsystem „Zoom" hat den Vorteil, dass man zur Teilnahme lediglich ein internetfähiges Handy benötigt. Jede Patientin, die ein solches Gerät besitzt, kann an einer „Konferenz" teilnehmen. Die genauen Voraussetzungen finden sich im Internet unter https://support.zoom.us/hc/de/articles/201362023-Systemanforderungen-für-PC-Mac-und-Linux. Um die Stabilität ihrer WLAN-Verbindung nicht zu gefährden, sollte die Patientin **möglichst wenige Geräte im eigenen WLAN-Netz** haben.

Aus Datenschutzgründen bietet es sich an, **keine Klarnamen zu verwenden**. Hier gilt es, die Angehörigen oder PatientInnen zu befähigen, den eigenen Namen auch im Meeting ändern zu können (→ auf „Teilnehmer" klicken, dann entsprechende Optionenauswahl beim eigenen Namen auf der rechten Seite des Bildschirms, siehe Abb. 5). Alle **übrigen Informationen zur Therapie**, die sich mit Datenschutzrechtlichem oder den allgemeinen Risiken befassen oder die Stellen, bei denen diese Informationen erhältlich sind (Zoom-AGB), sollten den PatientInnen und Angehörigen im Vorfeld zur Verfügung gestellt werden.

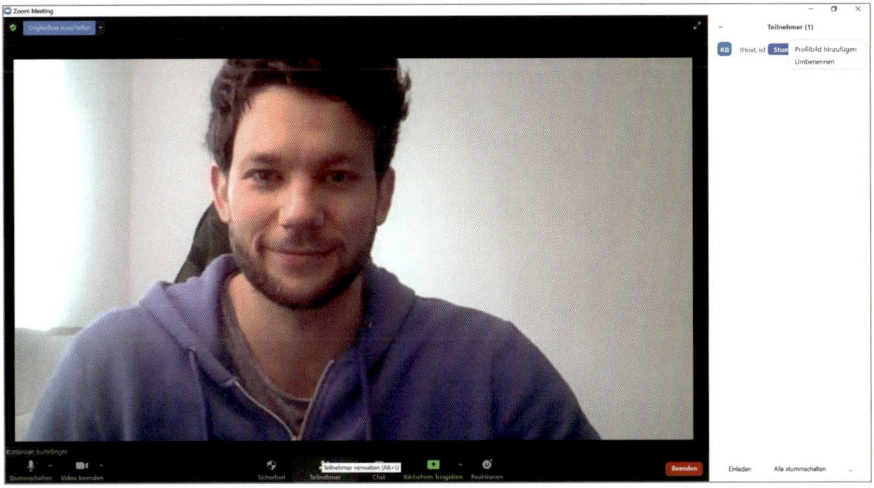

Abb. 5: Teilnehmernamen im Meeting ändern

Die PatientInnen sind angehalten, **Privatsphäre herzustellen**. Das bedeutet, dass sich die Patientin und gegebenenfalls die notwendige Begleitperson in einem Raum befinden, in dem sich idealerweise keine weiteren Personen aufhalten und niemand anderes hören kann, was innerhalb dieses Raumes gesprochen wird. Dies ist in der Wohnung der PatientInnen manchmal nicht möglich. Dann muss das Ziel sein, dass die anwesenden/mithörenden Personen genannt

werden und den Ablauf der Therapie nicht stören. Z. B. müssen laute Spiele von Geschwistern oder Fernsehgeräusche aus dem Nebenraum vermieden werden.
Der Ablauf der Therapieeinheit und das, was von Patientinnenseite dafür notwendig ist, müssen von der Therapeutin vorab bedacht und die entsprechenden Informationen an die Patientin weitergeleitet werden. Die Patientin bzw. ihre Angehörigen sollten dann in der Lage sein, die Vorbereitung für die Stunde sicherzustellen. Soll z. B. ein Kaufladenspiel, für das die Patientin Gegenstände bereitliegen haben muss, als Übungssituation genutzt werden, muss die Therapeutin sie bzw. eine Angehörige bitten, sich vor der Therapieeinheit darum zu kümmern.

Weiter sollten

- das Endgerät der Patientin genug Akkulaufzeit haben/an den Strom angeschlossen sein,
- Mikrofon und Kamera überprüft und funktionsfähig sein.

Bei Bedarf geben die Angehörigen **Unterstützung, wo sie notwendig ist**. Dies betrifft beispielsweise die Bedienung der Technik. Angehörige können z. B. in die Funktionsweise und Umsetzung des **Nebeneinandermodus** (eine Einstellung bei Zoom, die es der Patientin ermöglicht, die Größe des Anzeigebildes der Therapeutin und des über die Bildschirmfreigabe gezeigten Therapiematerials anzupassen/zu variieren) eingewiesen werden. Auch unterstützen die Angehörigen die Patientin falls nötig direkt in der Therapiestunde, wenn z. B. die Technik von der Patientin nicht bedient werden kann. Dies gilt auch für Kinder, die auf den Bildschirm zeigen und deren Eltern dann die Kommentarfunktion nutzen, um der Therapeutin zu verdeutlichen, worauf die Kinder zeigen. Angehörige können die Patientin auch dahingehend unterstützen, dass sie ihr beim (Still-)Sitzen helfen, wenn sie dies aus muskulären oder aufmerksamkeitstechnischen Gründen alleine nicht kann.
Die Patientin und ggf. ihre Angehörigen müssen vor der Onlinetherapie darüber informiert werden, dass die Sicherheit der Patientin während der Therapiestunde nicht durch die Therapeutin gewährleistet werden kann, da sich die Patientin nicht in der Praxis befindet. Das heißt, potenzielle Gefahrenherde (wie z. B. eine brennende Kerze auf dem Computertisch, ein rutschiger Fußboden etc.) sind vorab durch die Patientin/die Angehörigen zu beseitigen, und eventuelle Möglichkeiten zur Selbstverletzung durch gefährliche Handlungen (z. B. den Raum verlassen und auf die Straße rennen) kann die Therapeutin nicht unterbinden.
Für Angehörige, die in der Therapie nicht dabei sind, gilt, dass sie am Ende der Stunde hinzukommen, um Informationen über die Arbeit zu Hause zu erhalten (Ausnahme: erwachsene PatientInnen, die keine Unterstützung benötigen).

Zum häuslichen Üben

Ein Vorteil der Videotherapie ist, dass man anwesenden Angehörigen gleich in der Stunde (der sie oftmals beiwohnen) durch das Therapeutenvorbild und auch explizite Übungssituationen zeigen kann, auf was es bei den häuslichen Übungen ankommt. Außerdem können die relevanten Apps (die teilweise auch im häuslichen Kontext ohne die Therapeutin einsetzbar sind, um beispielsweise Lautunterscheidung bei Aussprachestörungen weiter einzuüben), also Videos (Märchen), Übungsvideos, Spiele u. v. m. direkt gezeigt und den Angehörigen nicht mehr nur zwischen Tür und Angel erklärt werden.

Arbeitsblätter kann man natürlich ausdrucken und per Post an die Familien schicken, allerdings gibt es durch E-Mails, Messengerdienste oder auch die datenschutztechnisch nicht ganz unumstrittene Dateifreigabe (ist diese aktiviert, sinkt die Verschlüsselung des Meetings und deshalb die allgemeine Sicherheit) bei Zoom viel elegantere Möglichkeiten, den PatientInnen Material für die häuslichen Übungen zukommen zu lassen.

Tipp!

Die PatientInnen haben bei digitalem oder digitalisiertem Material natürlich auch die Möglichkeit, der Therapeutin zu zeigen, was sie als Hausaufgabe gemacht haben und welche Schwierigkeiten sie dabei hatten. Hierfür kann auch die Bildschirmfreigabe durch die Patientin genutzt werden.

| Die Anbieterauswahl

Bei der Anbieterauswahl müssen einige wichtige Aspekte beachtet werden.

Der Videodienst sollte vor allem Stabilität gewährleisten, viele Funktionen bieten, datensicher und einfach zu bedienen sein. Und zwar in dieser Reihenfolge. Das liegt darin begründet, dass man ohne Stabilität (Bild bleibt hängen, Verbindung reißt ab) nicht sinnvoll therapieren kann. Außerdem kann mit einem Programm ohne Funktionen (z. B. Bildschirm teilen, gemeinsame Arbeit an einem Dokument) keine vielfältige Sprachtherapie durchgeführt werden. Datensicherheit ist einerseits gesetzlich gefordert und andererseits im Interesse von Therapeutin und Patientin. Nur: Wenn die Verbindung nicht stabil ist und die Anwendungsmöglichkeiten nicht vielfältig genug sind, bringt der sicherste Anbieter die Therapeutin wenig weiter. Die einfache Bedienbarkeit des Videodienstes steht auf der Wunschliste der Video-TherapeutInnen ganz oben (Schwinn et al. 2020). Sie macht Therapiestunden für die Durchführende um ein Vielfaches entspannter und die Videotherapien effektiver umsetzbar.

Auswahl des Softwareanbieters nach:

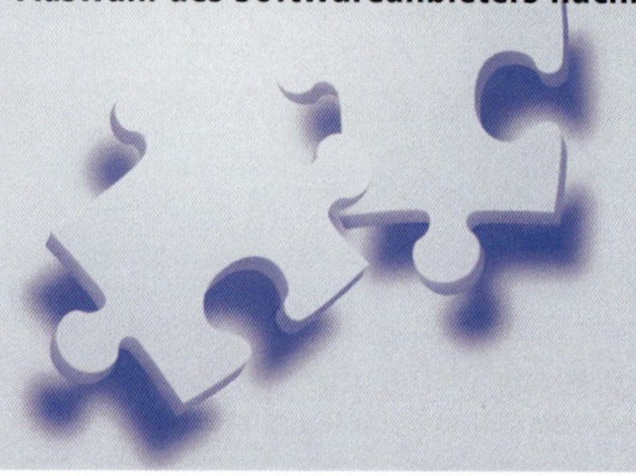

- Stabilität
- Funktionenvielfalt
- Datensicherheit
- Einfachheit der Bedienung

Auch die Berufsverbände geben zur Anbieterauswahl Empfehlungen. Sie fokussieren sich dabei sehr auf Sicherheitsaspekte, also die Möglichkeit, ein sicheres Passwort festzulegen, eine Auftragsverarbeitung[1] mit dem Anbieter abschließen zu können, Daten Ende-zu-Ende verschlüsseln zu können, oder den Videodienst pseudonymisiert (der Klarname wird durch ein Pseudonym ersetzt) oder anonymisiert zu nutzen.
Sichere, verschlüsselte Übermittlung der relevanten Daten, Datenschutz vor Dritten, transparente Datenverwendung, besonders von personenbezogenen/sensiblen Daten der Therapeutin und Patientin werden ebenfalls empfohlen. Auch wird oft angesprochen, ob ein Dienstleister

---

1 siehe Art. 28 Datenschutz-Grundverordnung (DSGVO)

vertrauenswürdig ist (gab es beispielsweise Datenschutzpannen?) oder ob sich der Sitz des Videodienstleisters und der Serverstandort innerhalb des Gültigkeitsbereichs der DSGVO befinden oder der Anbieter einer vergleichbaren Gesetzgebung unterliegt.

Der Sicherheitsaspekt im Sinne der Datensicherheit wird vor allem betont, da die Verbände ihren Mitgliedern keine Empfehlungen aussprechen wollen, die mit geltendem Recht in irgendeiner Weise kollidieren könnten. Weiter wird wohl davon ausgegangen, dass ein Videodienst mit allen verfügbaren Funktionen von der Therapeutin vollumfänglich und bedenkenlos benutzt wird und deshalb nur Dienste empfohlen werden, die aus Verbandssicht kein Selbstgefährdungspotenzial (das heißt, dass die Therapeutin durch die Nutzung sehr viel datenschutzrechtlich bedenklichen Schaden anrichten könnte, würde sie alle Funktionen des entsprechenden Dienstes nutzen) haben. Oft werden die Dienste empfohlen, die für Ärzte zulässig sind (zertifizierte Anbieter). Denn die Videosprechstunde ist für Ärzte nach § 291g SGB V seit dem 01.04.2019 bei allen Indikationen erlaubt. Und was für die Ärzte funktioniert, sollte ja für die TherapeutInnen auch zu empfehlen sein. Oder?

Nun unterscheidet sich eine ärztliche Videosprechstunde allerdings durchaus von einer logopädischen Videotherapie. In der Logopädie/Sprachtherapie werden zwar weniger sensible Gesundheitsdaten ausgetauscht, die Therapeutin muss aber auf umfassendere technische Möglichkeiten zurückgreifen können, damit die Therapie ihre Wirkung entfaltet.
Der Datenschutz ist auch Aufgabe der Patientin und der Therapeutin und nicht nur des Anbieters. Das bedeutet, dass alle Beteiligten nach bestem Wissen und Gewissen das tun müssen, was auf eine möglichst hohe Datensicherheit hinarbeitet bzw. alles möglichst unterlassen, was dem im Wege steht.

Zur Umsetzung der Videotherapie wird von Verbandsseite empfohlen, dass der Videodienst für viele Betriebssysteme (z. B. Microsoft, Apple) zur Verfügung stehen sollte.

Wenn der Anbieter mit Cloudtechnologie arbeitet, wird von Verbandsseite oft eine höhere Datenschutzproblematik angesprochen.
Aber genau diese Arbeitsweise via Cloud ist aus TherapeutInnen- und PatientInnensicht optimal. Videodienste ohne Cloudtechnologie sind oft bei der Umsetzung der Videotherapie problembehaftet. Die Verbindung bricht öfter zusammen, das Bild „steht" etc. Das liegt daran, dass bei cloudbasierten Anbietern (z. B. MS Teams, Skype, Zoom) mehr Rechnerkapazität zur Verfügung steht, die die Meetings flüssiger ablaufen lässt.
Die Anbieter (nicht cloudbasiert), die eine Bescheinigung über die erforderlichen Nachweise gemäß § 5 Absatz 4 der Anlage 31b des Bundesmantelvertrags Ärzte (BMV-Ä) vorgelegt haben (zertifizierte Anbieter), können sich nach den zahlreichen Videotherapieerfahrungen seit März

2020 nicht damit brüsten, weitgehend störungsfreie Videotherapien bieten zu können. Bei vielen mangelt es an der Stabilität der Übertragung, auch die Möglichkeit des Bildschirmteilens oder die gemeinsame Arbeit an einem Dokument funktionieren entweder gar nicht oder erst nach Abschließen eines Abonnements und dann auch nur insgesamt sehr eingeschränkt (fehlende Funktionenvielfalt).

Führt man diese Überlegungen fort, so empfiehlt sich der Einsatz des Programms eines cloudbasierten Anbieters wie Zoom. Zoom bietet vielfältige Funktionsweisen und eine sehr hohe Stabilität. Zur Datensicherheit ist anzumerken, dass Zoom bis zum Abschluss der Arbeiten an diesem Buch nie gehackt wurde, sich um Datenschutz bemüht und zahlreiche Sicherheitsfeatures bestehen (z. B. eine 256-Bit-Verschlüsselung → also höher als die als „sicher" geltende Verschlüsselung von Homepages) sowie eine End-to-End-Verschlüsselung. Die Nutzerin kann ein sicheres Passwort festlegen, eine Auftragsverarbeitung nach DSGVO muss abgeschlossen und der Videodienst kann pseudonymisiert oder anonymisiert verwendet werden). Zudem bestehen vielfältige Möglichkeiten, beim Einsatz von Zoom (auch wenn die Anwendung einige potenziell bedenkliche Features aufweist, die man deshalb nicht benutzen sollte) die Daten maximal zu schützen. Außerdem ist Zoom der Videodienst, der sich einfacher als alle bisher vergleichbaren cloudbasierten Dienste (die teilweise ähnliche Funktionen bieten) einsetzen lässt.

Zoom verbessert seine Systeme zudem laufend, da der Marktführer Videomeetings als Kerngeschäft anbietet. Gleiches lässt sich über manche zertifizierten Anbieter (Nachweis nach § 5 Absatz 4 Anlage 31b BMV-Ä) nicht sagen, da diese die Möglichkeit der Videotherapie in ihrem Service als Nebenprodukt bereitstellen und beispielsweise hauptsächlich Webseiten zur ärztlichen Terminvergabe betreiben oder Praxissoftware für Ärzte herstellen.

Letzten Endes hat eine Therapeutin datenschutzrechtlich auch ein bisschen Spielraum, da sie das tun darf, was zur Vertragsdurchführung erforderlich ist. Wir brauchen für eine sinnvolle Videotherapie einen Anbieter mit den bei Zoom integrierten Funktionen. Hier gibt es kein deutsches, nicht mal ein europäisches Äquivalent.

Benutzung von Zoom

Bevor Zoom verwendet werden darf, muss die Praxisinhaberin die Auftragsverarbeitung nach DSGVO, die Zoom im Internet bereitstellt, an allen erforderlichen Stellen unterschreiben und per Mail an Zoom schicken. Außerdem empfiehlt es sich, EU-Standardvertragsklauseln und etwaige Zusatzvereinbarungen mit Zoom abzuschließen. Die PatientInnen sollten vor der ersten Videotherapiestunde eine Einverständniserklärung unterschreiben (siehe Kapitel „Datenschutz und gesetzliche Regelungen").

Zoom ist einfach zu nutzen – Anleitung Schritt für Schritt

Im ersten Schritt empfiehlt sich die Registrierung auf der Zoom-Webseite. Hierfür muss man eine Mailadresse, den eigenen Namen und sein Geburtsdatum eingeben. Dann folgt man den nächsten Schritten und lädt die App auf das Gerät, das man zur Therapie benutzen möchte, herunter (Abb. 6).

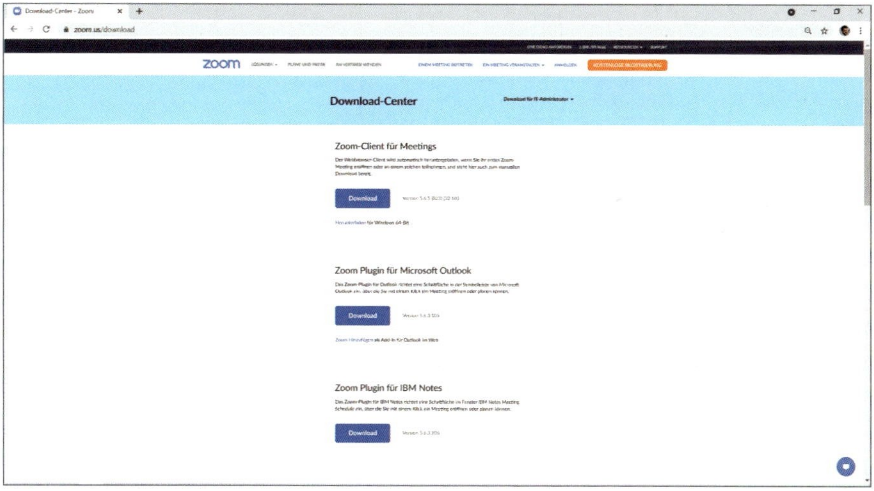

Abb. 6: Zoom downloaden

Ein Account pro Therapeutin

Pro Therapeutin, die videotherapiert, muss ein Account angelegt werden. Am Gerät loggt man sich in die Zoom-App ein – dies kann nur an einem Gerät geschehen. Wenn zwei TherapeutInnen in einer Praxis (zwei Mailadressen) die App nutzen wollen, müssen auch zwei Registrierungen erfolgen.

Die PatientInnen müssen die App nicht auf ihren Rechner laden oder sich registrieren, können aber dann einige Funktionen nicht nutzen (Stand Ende März 2021).

Die Gratisversion reicht aus

Zoom bietet mehrere buchbare Pakete für seine Kunden an. Für TherapeutInnen reicht die Gratisversion für die Therapie aus. Mit dieser Version kann man zeitlich unbegrenzt mit einer Patientin in einem Meeting bleiben.

Achtung!

Wird ein Handy/eine dritte Teilnehmerin eingebunden, läuft ab da die Uhr und das Meeting endet nach 40 Minuten.

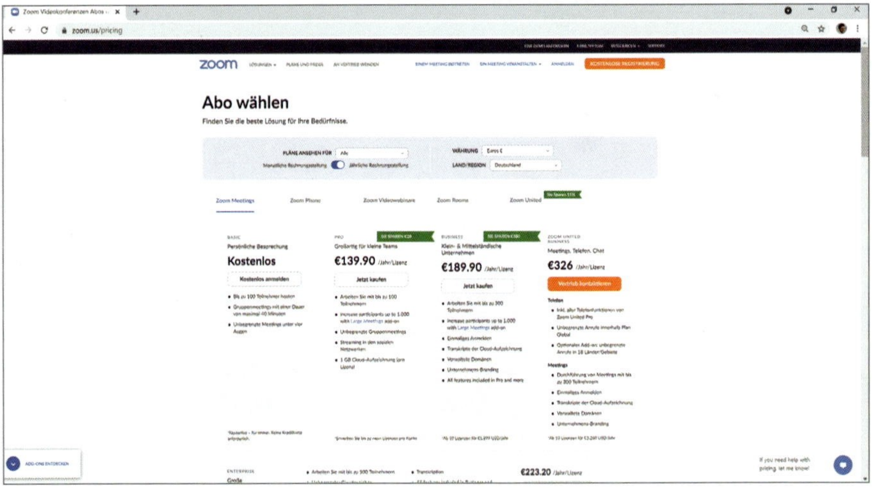

Abb. 7: Versionen von Zoom

Meeting veranstalten/Meeting planen

Hat man die Zoom-App heruntergeladen, so kann man nach erfolgreichem Log-in zwischen vier Optionen wählen:

- „Neues Meeting"
- „Beitreten"
- „Planen"
- „Bildschirm freigeben"

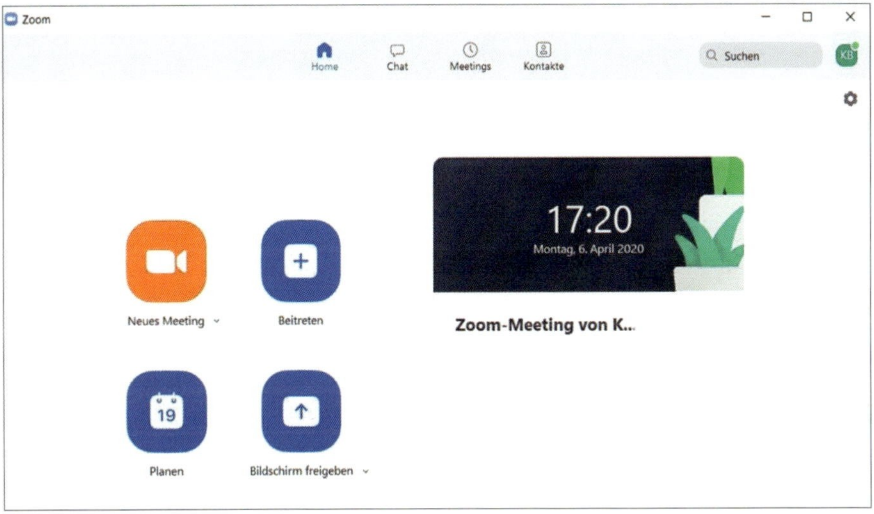

Abb. 8: Startbildschirm der Zoom-App

Die zuletzt genannte Bildschirmfreigabe von diesem Bildschirm aus ist in der logopädischen Videotherapie nicht zu empfehlen. Beitreten muss die Therapeutin ebenfalls nicht, da sie das Meeting als Leistungserbringerin selbst veranstaltet (und die Verantwortung für die Vorgänge im Meeting trägt). Bleiben also noch zwei Optionen, die sich zur Meetingplanung/Veranstaltung nutzen lassen.

Neues Meeting

Wenn man auf „Neues Meeting" klickt, entsteht sofort ein neues Zoom-Meeting mit zufälliger Meeting-ID und zufälligem Passwort. Diese Meeting-ID kann die Therapeutin an ihre Patientin schicken. Diese Variante ist die mit dem höchsten Sicherheitsstandard, da Meetings, die gerade erst zu existieren begonnen haben, noch nicht auf dem Schirm potenzieller Hacker sind. Die Meeting-ID und das Passwort können entweder per Klick auf **Meetinginformationen (grünes Schild links oben)/Link kopieren/Senden** per Mail an die Patientin oder per SMS oder Telefon (noch sicherer) übermittelt werden.

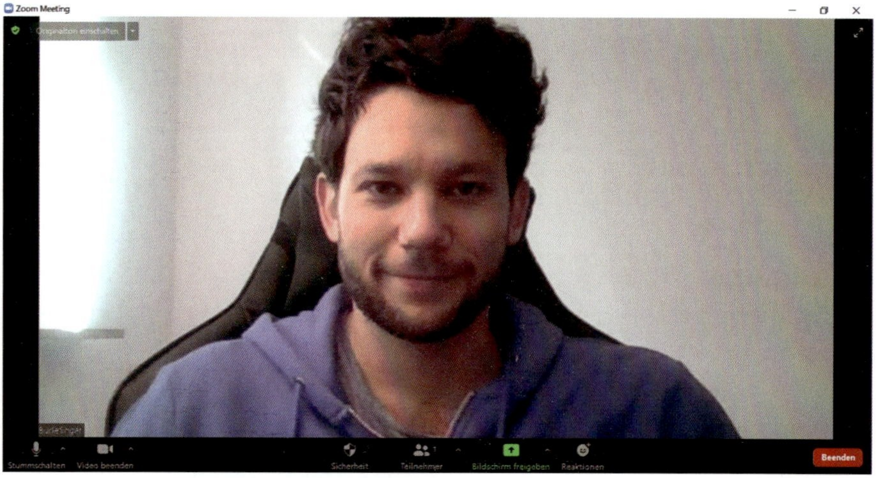

Abb. 9: Der Therapeut allein im neuen Meeting

Der Nachteil dieser Variante ist die Zeit, die vergeht, während die Therapeutin auf das Log-in der Patientin wartet.

Planen

Klickt die Therapeutin auf „Planen", so öffnet sich ein Feld (Abb. 10), in dem einige Einstellungen vorgenommen werden können. Unter anderem können die Uhrzeit des Meetings, die Dauer (das Meeting endet nicht automatisch nach Ablauf der vorgeplanten Zeit), das Passwort, die **Warteraumfreigabe** (die Patientin kann erst in den Meetingraum, wenn die Therapeutin sie per Klick einlässt. Im Warteraum sieht und hört die Patientin nicht, was im Meeting passiert oder wer sich in diesem befindet) oder der automatische Beitritt mit Ton oder Video von Host (= Benutzerin, die das Meeting geplant hat, hier die Therapeutin) und Teilnehmer (Patientin) eingestellt werden sowie ob eine automatisch erzeugte oder die persönliche Meeting-ID verwendet wird.

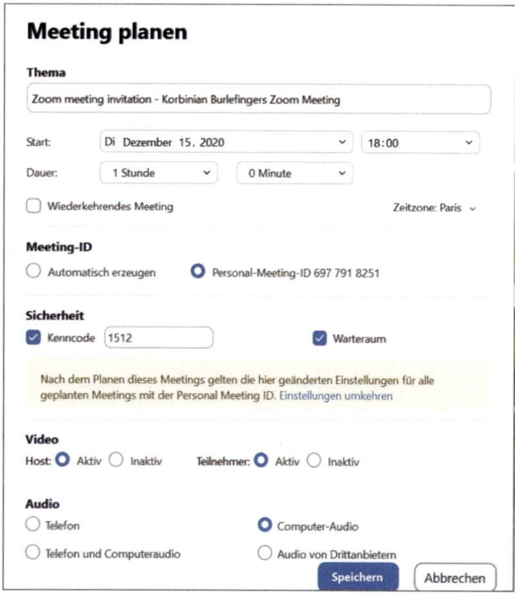

Abb. 10: Planungsbildschirm mit veränderbaren Einstellungen

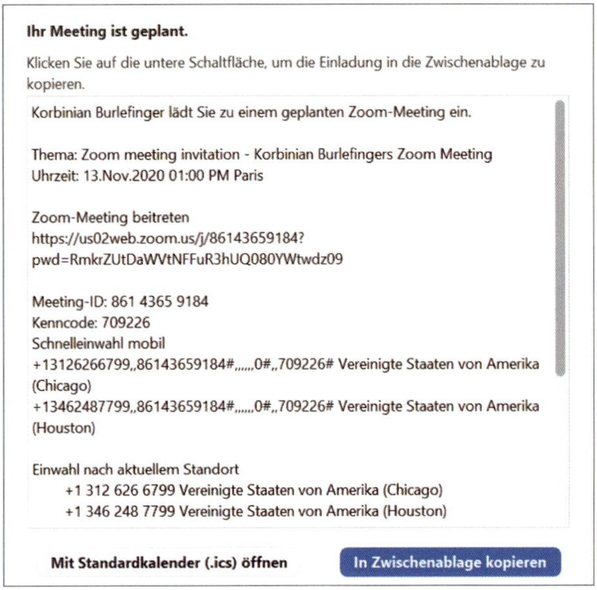
Ihr Meeting ist geplant.
Klicken Sie auf die untere Schaltfläche, um die Einladung in die Zwischenablage zu kopieren.
Korbinian Burlefinger lädt Sie zu einem geplanten Zoom-Meeting ein.
Thema: Zoom meeting invitation - Korbinian Burlefingers Zoom Meeting
Uhrzeit: 13.Nov.2020 01:00 PM Paris
Zoom-Meeting beitreten
https://us02web.zoom.us/j/86143659184?pwd=RmkrZUtDaWVtNFFuR3hUQ080YWtwdz09
Meeting-ID: 861 4365 9184
Kenncode: 709226
Schnelleinwahl mobil
+13126266799,,86143659184#,,,,,,0#,,709226# Vereinigte Staaten von Amerika (Chicago)
+13462487799,,86143659184#,,,,,,0#,,709226# Vereinigte Staaten von Amerika (Houston)
Einwahl nach aktuellem Standort
+1 312 626 6799 Vereinigte Staaten von Amerika (Chicago)
+1 346 248 7799 Vereinigte Staaten von Amerika (Houston)
Mit Standardkalender (.ics) öffnen
In Zwischenablage kopieren

Abb. 11: Meetinginformationen in Zwischenablage kopieren

Ist die Planung abgeschlossen, so klickt man auf „Planen". Es erscheint der Reiter: „Die Planung wird vorbereitet"und danach das Feld mit der Überschrift „Ihr Meeting ist geplant". Klickt man auf „In Zwischenablage kopieren", so sind die Meetinginformationen zwischengespeichert. Die Therapeutin kann ihr Mailprogramm öffnen, die Informationen per Klick einfügen und dann an die Patientin schicken. Per Klick auf den Link kann sich die Patientin ins Meeting einloggen.

Nach der erfolgreichen Planung ist das Meeting in der Zoom-App auf der ersten Seite sichtbar, wenn es noch am gleichen Tag stattfindet (Abb. 12).

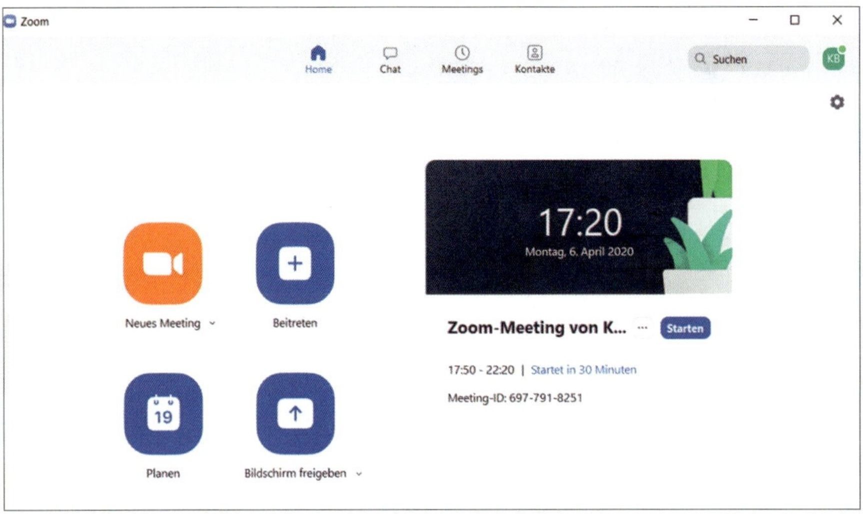

Abb. 12: Das Meeting ist geplant und wird angezeigt

Ansonsten findet man das Meeting unter „Meetings" oben in der App (Abb. 13).

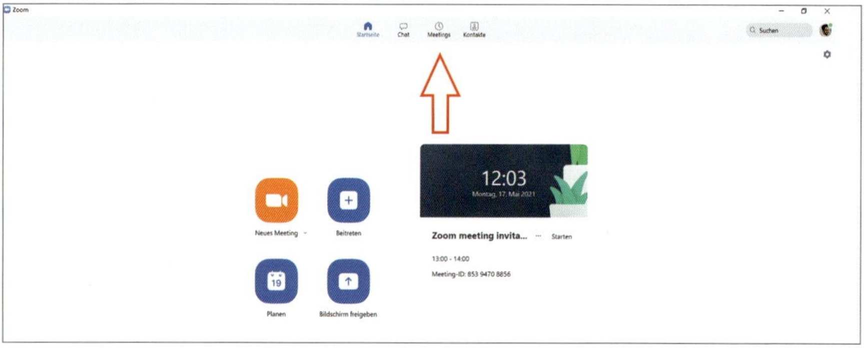

Abb. 13: Die Meetings findet man oben in der der App

Bevor die Patientin dem Meeting beitreten kann, muss die Therapeutin es starten. Sind keine anderen Personen im Meeting, so kann die Therapeutin das Meeting jederzeit wieder beenden und verlassen, ohne dass irgendjemand im Meetingraum verbleibt oder diesen betreten kann. Ebenso kann die Therapeutin das Meeting im Rahmen der angesetzten Dauer jederzeit wieder starten.

Automatisch erzeugte Meeting-ID

Wird ein neues Meeting gestartet, so generiert Zoom eine zufällige Meeting-ID. Löscht die Therapeutin das Meeting versehentlich oder gelingt die Planung nicht, so muss sie die Planung wiederholen und der Patientin die Meetinginformationen nochmals zuschicken.

Personal-Meeting-ID

Wird stattdessen eine persönliche Kennung, also eine Personal-Meeting-ID verwendet, die immer gilt, so stellt dies zwar ein potenzielles Sicherheitsrisiko dar, da jemand diese Meeting-ID schon kennen könnte und dann evtl. noch das Passwort errät und so unbefugt Zugang zum Meetingraum hätte. Dies funktioniert allerdings nur, falls der Warteraum nicht aktiviert ist.
Die Personal-Meeting-ID hat allerdings einen großen Vorteil: Gelingt die Planung aus irgendeinem Grund nicht (das Meeting ist durch einen immer seltener auftretenden Fehler von Zoom nicht geplant worden), so kann die Therapeutin das Meeting auch kurz vor der Therapie nochmals „planen". Lässt sie hier das vorher festgelegte Passwort bestehen, so kann sie das Meeting einfach neu erstellen, ohne dass die Patientin dies bemerken würde. Die Patientin loggt sich zur festgelegten Zeit ein. Dies stellt einen Vorteil dar, weil die Therapeutin im Falle einer zufälligen Meeting-ID nach der Neuerstellung die Links wieder an alle betroffenen Patientinnen schicken müsste.

Die effizienteste Methode, das Planungstool zu nutzen, ist bezogen auf den Datenschutz noch etwas unsicherer (je kürzer die Meetings vor dem Start existieren und je zufälliger die Passwörter und IDs generiert sind und je weniger Menschen diese bekannt sind, desto sicherer wäre es), aber dafür extrem zeitsparend:
Die Therapeutin plant mit ihrer Personal-Meeting-ID ein Meeting über einen ganzen Tag und lässt den Warteraum aktiviert. Dann schickt sie den Link an alle PatientInnen dieses Tages. Die PatientInnen erhalten den Link und klicken sich zu ihrer Therapiezeit ins Meeting. Der Warteraum verhindert das Eintreten in den Meetingraum, wenn sich darin noch eine andere Patientin aufhält. Die Therapeutin verabschiedet die jeweilige Patientin nach ihrer Therapieeinheit und beendet die Verbindung. Hat die Therapeutin zwischen den Videotherapien Pausen, so kann sie das Meeting jederzeit, wenn keine PatientInnen mit ihr im Meetingraum befindlich sind, verlassen (entweder durch Klick auf „Meeting beenden" oder „Meeting verlassen") und es vor dem Eintreffen der nächsten Patientin dann wieder starten (z. B. nach der Mittagspause).

Relevante Funktionen der Zoom-App für die Logopädie/Sprachtherapie

In diesem Kapitel werden lediglich die für die logopädische Therapie relevanten Funktionen von Zoom beschrieben.
Im ersten Schritt soll deshalb die Funktionsweise der Symbolleiste (Abb. 14) erklärt werden.

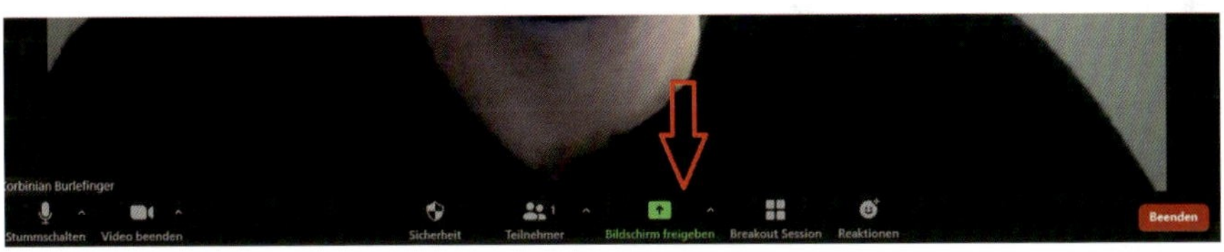

Abb. 14: Symbolleiste

Ton und Video

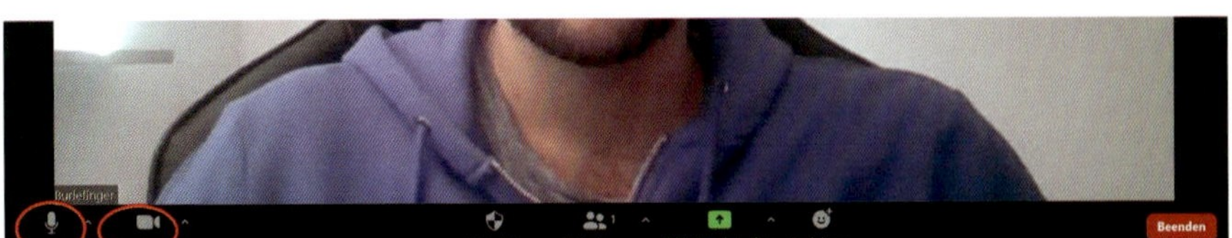

Abb. 15: Bedienfelder für Ton und Video

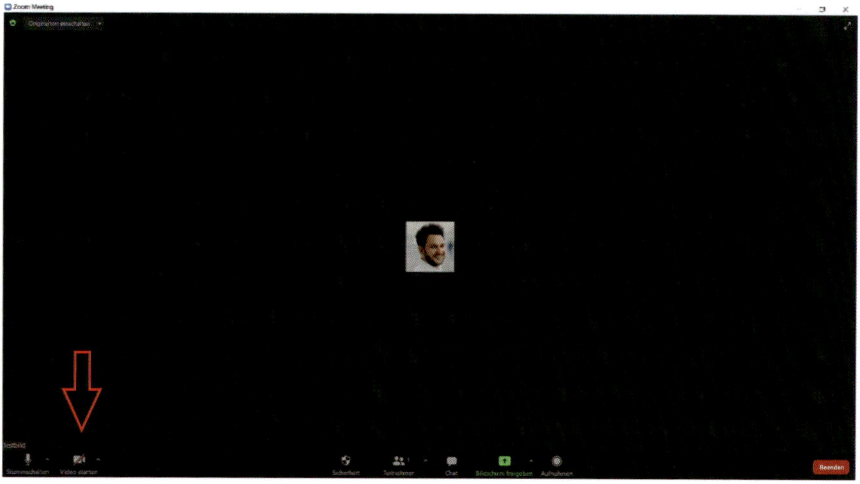

Abb. 16: Video ist deaktiviert

Zuerst ist es wichtig, sich mit den Optionen „Stummschaltung“ und „Video aus-/anschalten“ vertraut zu machen. Sieht die Therapeutin ihren eigenen Namen oder ein voreingestelltes Bild auf dem Bildschirm, so ist sie für die Patientin nicht sichtbar (Abb. 16).

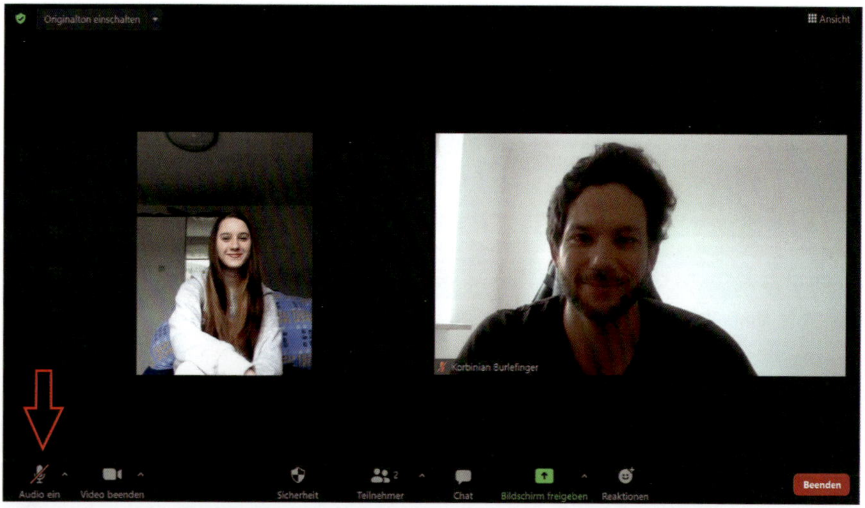

Abb. 17: Stummschaltung aktiviert: Die Patientin hört den Therapeuten nicht

Ist das Mikrofonsymbol durchgestrichen, so ist der Ton der jeweiligen Teilnehmerin für die anderen TeilnehmerInnen nicht hörbar (Abb. 17).

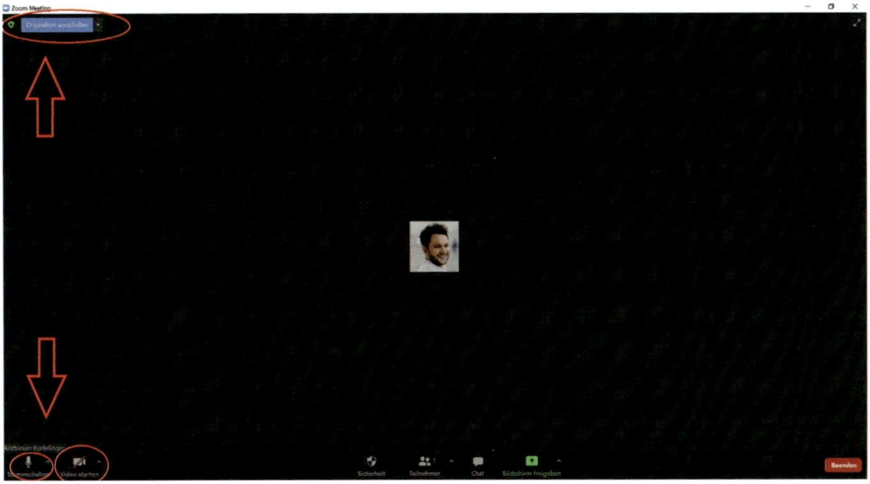

Abb. 18: Video und Ton mit je einem Klick aktivieren und Originalton ausschalten

Mit einem Klick auf die jeweiligen Symbole können Ton und Video aktiviert oder deaktiviert werden (Abb. 18).

Bezüglich des Tons ist es sinnvoll, den Originalton per Klick auf die blaue Fläche (siehe Abb. 18) auszuschalten. Hierdurch ist die Therapeutin für die Patientin meist besser verständlich, da ansonsten oft Hall auftritt.

Sicherheit

Die Therapeutin kann einige Einstellungen direkt im Meeting ändern/verwalten. Sie kann

- das Meeting sperren, sodass keine zusätzlichen TeilnehmerInnen mehr ins Meeting kommen können. Ist dies eingestellt, kann auch kein Handy ins Meeting eingebunden werden
- den Warteraum ein- und ausschalten (Abb. 19)
- verwalten, ob die Patientin generell den eigenen Bildschirm freigeben, die eigene Stummschaltung aufheben oder sich umbenennen kann. Dies kann im Verlauf des Meetings jederzeit verändert werden. Ist die eigene Aufhebung der Stummschaltung deaktiviert, kann die Therapeutin per Klick trotzdem anfragen, ob die Patientin die Stummschaltung aufheben möchte und so eine Liveschaltung der Patientin erreichen, sofern diese per Klick zustimmt.

Der Warteraum

Ist die Einstellung „Warteraum" aktiviert, so kann keine Patientin ins Meeting eintreten, ohne dass die Therapeutin dies zulässt. Wenn die Patientin sich eingeloggt hat, erhält die Therapeutin eine Nachricht und kann die Patientin hereinlassen oder warten lassen. Im Meeting befindliche PatientInnen sehen diese Benachrichtigung nicht.

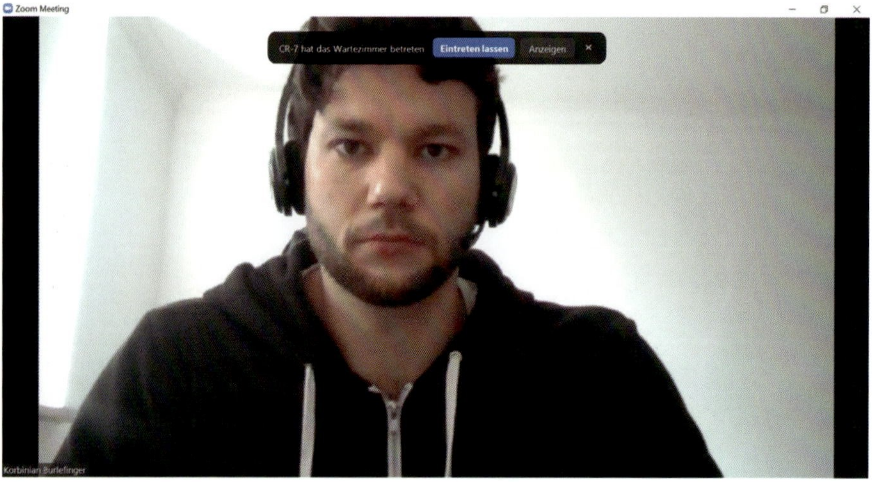

Abb. 19: Sicherheit: Warteraum ist aktiviert

TeilnehmerInnen

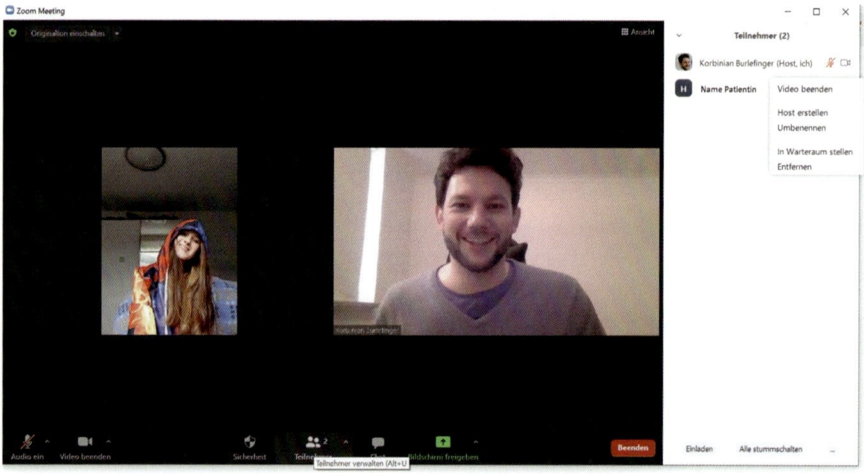

Abb. 20: Teilnehmer verwalten

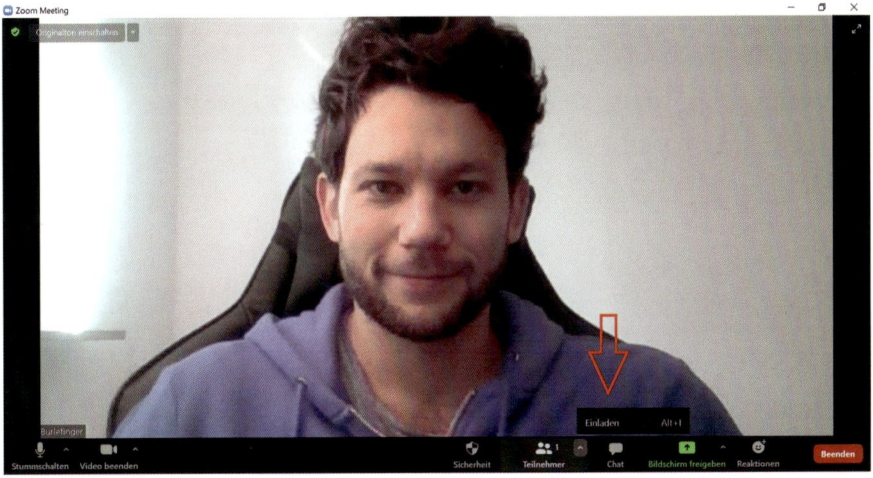

Abb. 21: Teilnehmer einladen

Per Klick auf „Teilnehmer" können teilnehmende Personen verwaltet werden. Hier kann die Therapeutin die Videodarstellung der Patientin beenden (beispielsweise als Reaktion auf unangemessene Inhalte für andere PatientInnen, die die Therapeutin leider nicht vorab genehmigen kann o. Ä./unangenehmes Geschehen, das die Therapeutin nicht sehen will/muss). Ebenfalls kann die Therapeutin hierüber (alternativ auf dem Bild der Teilnehmerin selbst) den Videostart beantragen, den die Patientin dann per Klick bestätigen kann. Dies hilft technisch nicht sehr bewanderten PatientInnen manchmal bei der Aktivierung des Videos.

Per Klick auf das kleine Pfeilsymbol neben „Teilnehmer" kann man potenzielle PatientInnen einladen (Abb. 21). Diese können entweder eingeladen werden durch:

- Klicks auf „Einladen/Einladungslink kopieren" oder „Einladung kopieren" – Auswahl des E-Maildienstes – Einfügen des kopierten Links in eine Mail an die Patientin

oder durch

- Klicks auf „Einladen/Kontakte" – Versenden der Einladung an die in den Kontakten abgespeicherten Mailadressen der Patientinnen.

Danach haben die Patientinnen die Einladung zum Meeting per Mail erhalten. Gleiches ist möglich, wenn man links oben auf das grüne Schildsymbol klickt. Hier werden die Meetinginformationen angezeigt, man kann den Link per Klick kopieren, in sein Mailprogramm wechseln und diesen per Klick einfügen (Abb. 22).

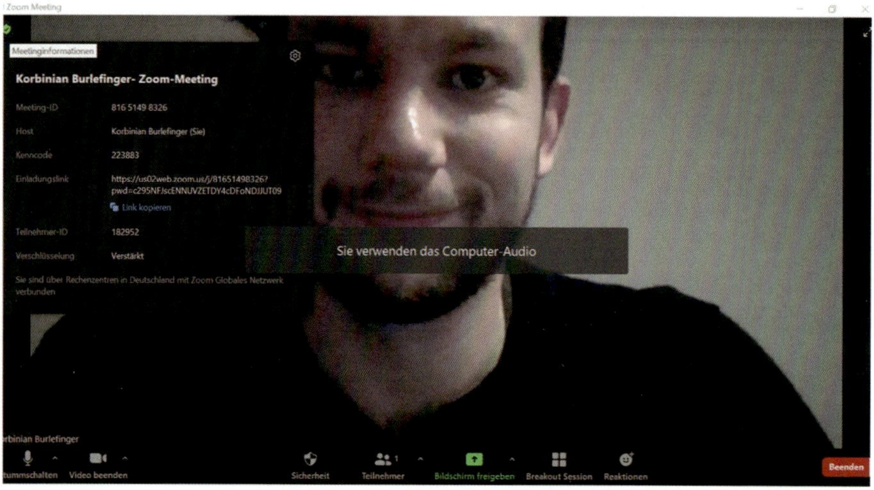

Abb. 22: Meetinginformationen erhalten per Klick auf Schild

Die Therapeutin kann auch mit der Patientin chatten (falls diese Möglichkeit in den Meetingeinstellungen im Web aktiviert ist, siehe dazu „Zoomeinstellungen im Web" auf S. 47), die Patientin umbenennen (Anonymisierung), sie „in den Warteraum stellen" oder entfernen. Wird die Patientin entfernt, kann sie zwar dem nächsten Meeting der Therapeutin problemlos beitreten, in das Meeting, aus dem sie entfernt wurde, kann sie allerdings nicht mehr hinein. Mit dieser Option ist deshalb vorsichtig umzugehen.

Bildschirmfreigabe

Der grüne Button „Bildschirmfreigabe" stellt den Schlüssel zu den für uns wichtigsten Funktionen von Zoom dar. Die Optionen werden unter „Arbeit mit der Bildschirmfreigabe" auf S. 49 beschrieben. Per Klick auf den grünen Button gelangt man zu diesen Optionen. Der Button stellt sich – wie auch manche andere Zoomfunktionen – je nach Gerät unterschiedlich dar.

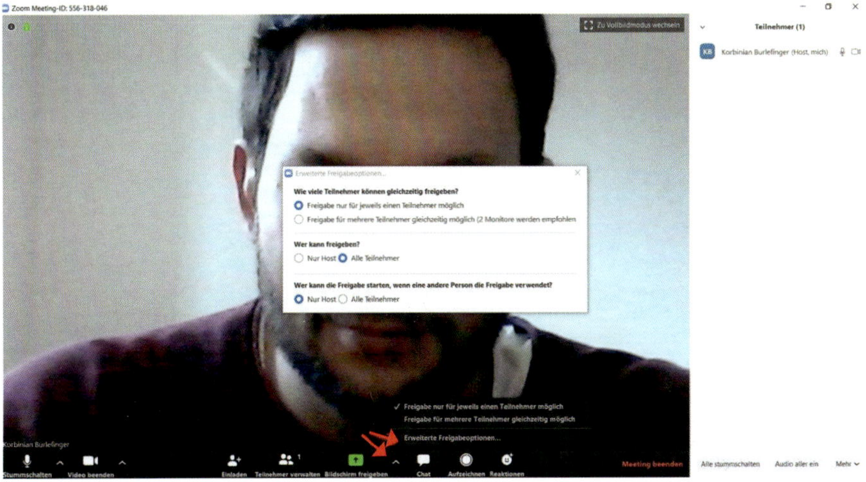

Abb. 23: Einstellungen zur Bildschirmfreigabe im Meeting

Per Klick auf den kleinen Pfeil bei Bildschirmfreigabe (Abb. 23) kann die Therapeutin einstellen, ob mehrere TeilnehmerInnen gleichzeitig freigeben können (nicht empfohlen), wer freigeben kann (evtl. Therapeutin und Patientin) und wer Freigaben (durch eigene Freigabe) von anderen TeilnehmerInnen unterbrechen kann (hier am besten „Nur Host" einstellen).
Über den Bildschirm können fast alle geöffneten Ordner und Programme/Apps per Zoom geteilt werden. Fast, weil dies nicht für die Zoom-App gilt. Das bedeutet, dass die Zoom-App nie in der Bildschirmfreigabe angezeigt werden kann. Es ist also nicht möglich, den PatientInnen Komponenten der Zoom-App über die Freigabe zu zeigen, z. B. wie man sich einloggt oder die nächste Stundenplanung.

Reaktionen

Die Verwendung der Reaktionen ist kein Muss. Sollte es in der Therapie zu Phasen kommen, in denen die Therapeutin ungestört sprechen möchte, aber dennoch das Feedback der Patientin erwartet, so kann die Patientin eine Reaktion senden (z. B.: Ja/Nein, Daumen nach oben, schneller/langsamer). Dies kann natürlich helfen, wenn eine Inputsequenz nicht unterbrochen werden kann/sollte. Trotzdem funktioniert gesprochenes Feedback in einer Eins-zu-Eins-Situation meist wunderbar. Natürlich können die gesendeten Reaktionen auch motivierend eingesetzt werden, indem die Patientin sie beispielsweise punktuell benutzen „darf". Weiter kann die Therapeutin sie als Feedback-/Belohnungsinstrument einsetzen. Welches Kind freut sich heutzutage nicht über einen „Daumen nach oben" oder ein „Like" in jeglicher Form (Abb. 24).

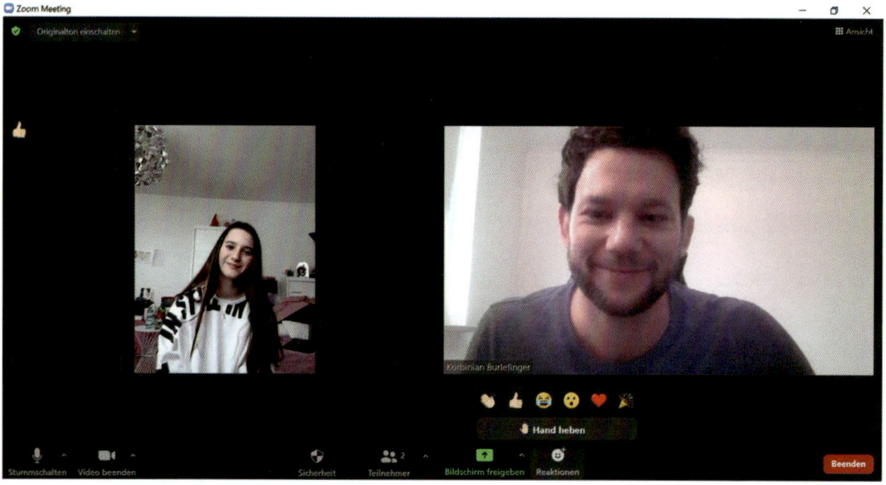

Abb. 24: Reaktionenauswahl im Meeting

Lässt man die Einstellungen unverändert, so stellt sich die Bedienungsleiste im Meeting so dar (Abb. 25):

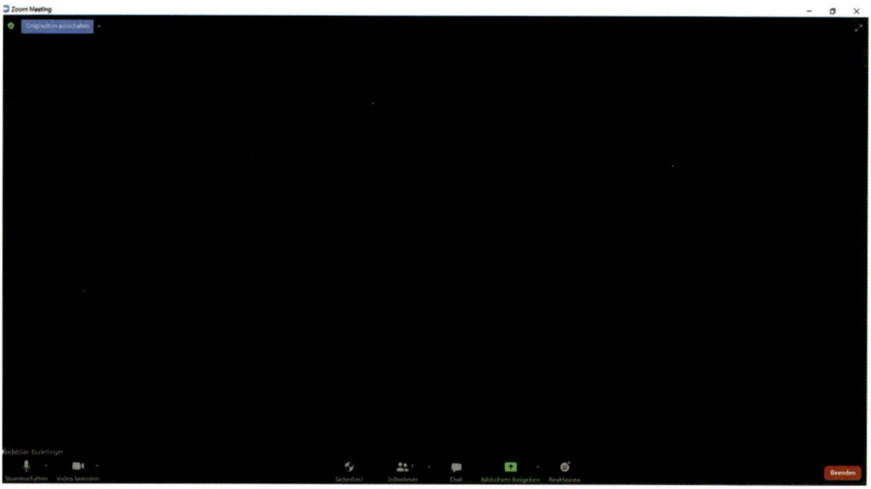

Abb. 25: Unveränderte Bedienleiste im Meeting

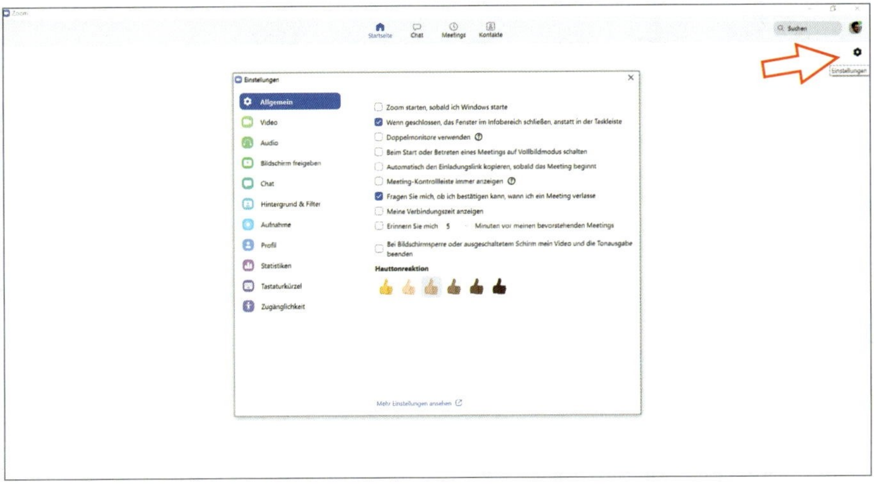

Abb. 26: Einstellungen Startmenü (Zahnrad)

Die Einstellungen, die sich mit einem Klick auf das Zahnrad (Abb. 26) öffnen lassen, sind für die Therapie mit Zoom nicht relevant. Sie sollten möglichst nicht verändert werden. Die Voreinstellungen sind ausreichend.

Zoomeinstellungen im Web

Die relevanten Einstellungen können stattdessen unter https://zoom.us/account/setting verändert werden.

Alle wichtigen Einstellungen, die die Therapeutin vor dem Meeting tätigen will (bspw. Aktivierung des Whiteboards, der Kommentarfunktion, Chateinstellungen, Einstellungen bzgl. des Warteraums u. v. m.), kann sie vor dem Meeting über die Meetingeinstellungen (Abb. 27) im Web vornehmen. Diese Einstellungen bleiben bis zu ihrer Änderung wie vorgenommen bestehen. Werden sie während des Meetings im Web geändert, so gelten die Änderungen erst für das nächste neue Meeting, im Gegensatz zu den Einstellungen, die direkt im Meeting für das betreffende Meeting verändert werden können (siehe Abb. 25 und 26).

Um Änderungen an den Einstellungen im Web vorzunehmen, muss man sich zunächst bei Zoom einloggen und kann dann alles für die Therapie Relevante verändern.

Die meisten relevanten Funktionen, wie Warteraum, Pin in den Link Einbettung (die TeilnehmerInnen erhalten mit der Einladung einen Link, der sie – ohne, dass sie ein Passwort eingeben müssen – ins Meeting führt; trotzdem ist das Meeting passwortgeschützt), Personal-Meeting-ID (Abb. 28) sind bereits aktiviert und sollten so eingestellt bleiben, die End-to-End-Verschlüsselung sollte aktiviert und die Option „Chat" deaktiviert werden.

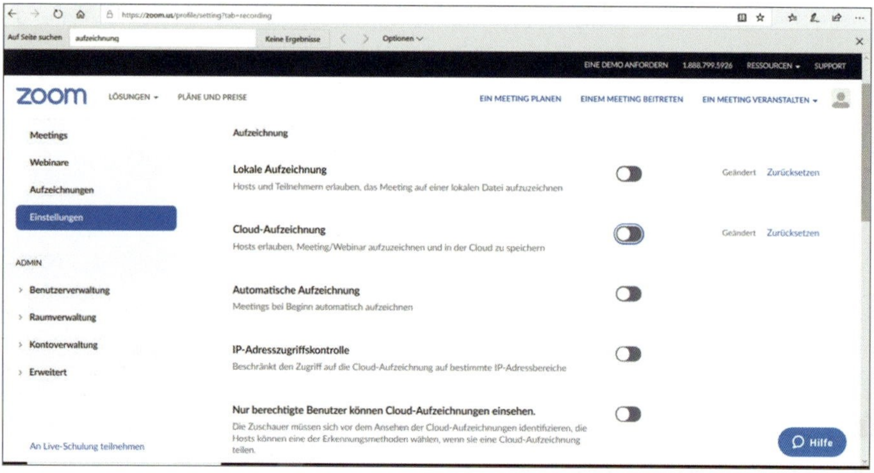

Abb. 27: Die Meetingeinstellungen im Web

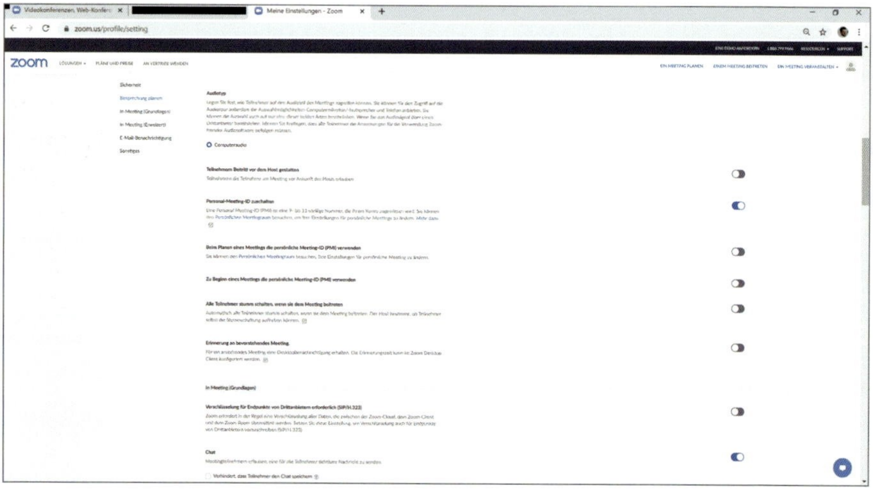

Abb. 28: Einstellungen z. B. zu Personal-Meeting-ID

Der Chat kann sehr praktisch sein, da man über die Option Dateifreigabe die Möglichkeit hat, mit den PatientInnen direkt – ohne Postweg, E-Mail oder andere Wege zu nutzen –, in Kontakt zu treten, z. B. um Arbeitsblätter oder anderes Material in elektronischer Form zu senden. Dass die Optionen Chat und Dateifreigabe aktiviert sind, empfiehlt sich allerdings aus sicherheitstechnischen Gründen nicht. Deshalb sollte der Chat oder zumindest die Dateifreigabe deakti-

viert werden. Man kann natürlich die Dateifreigabe in einem Meeting nutzen, in dem nur die Therapeutin und Angehörige (in Eigenverantwortung) auftreten, um dann Dokumente hin- und herzuschicken, ohne die (Daten der) Patientin zu gefährden.
„Lokale Aufzeichnung" unter „Aufzeichnungen" sollte nicht aktiviert werden.
So sollte sich die Symbolleiste darstellen, wenn alles korrekt eingestellt ist (Abb. 29).

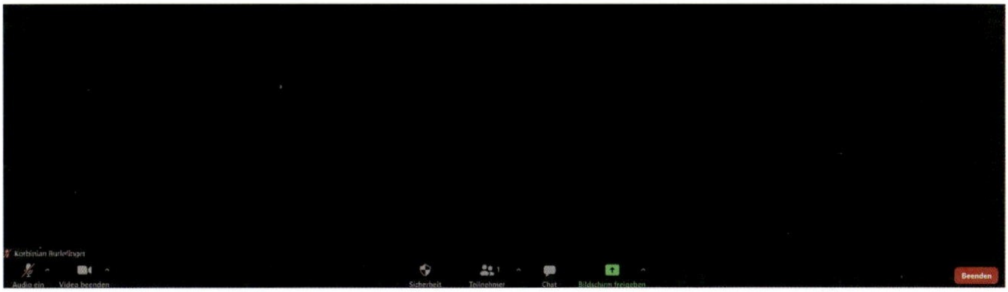

Abb. 29: Mit den vorteilhaften Meetingoptionen eingestellte Symbolleiste

Arbeit mit der Bildschirmfreigabe

Klickt man auf „Bildschirmfreigabe", so öffnet sich ein Feld mit drei Reitern („Basis"/„Erweitert"/ „Dateien").
Soll eine neue Bildschirmfreigabe gestartet werden, so klickt man auf den grünen Button „Bildschirm freigeben" (siehe Abb. 29). Die Freigabe kann durch Klick auf „Stoppen" beendet werden. Unter „neue Freigabe" springt man nahtlos von einer Bildschirmfreigabe zur nächsten. Das macht allerdings oft nicht sehr viel Sinn, vor allem wenn man es durchgehend so handhabt, da die PatientInnen zwischen den einzelnen Therapiebestandteilen gerne ihre Therapeutin sehen wollen (bevor die nächste Bildschirmfreigabe beginnt).
Klickt man auf „Bildschirmfreigabe", so befindet man sich automatisch bei den Optionen unter dem Reiter „Basis" (Abb. 30).

Reiter „Basis"

Hier finden sich die Optionen „Bildschirm", „Whiteboard", „iPhone/iPad" sowie die Möglichkeit, alle geöffneten Ordner und Programme per Zoom zu teilen.
Klickt man auf „Bildschirm", so sieht die Patientin genau das, was man gerade auf dem eigenen Bildschirm sieht. Geht man in ein Programm oder ist dieses geöffnet, so sieht die Patientin dieses Programm. Schließt man das Programm, so sieht es die Patientin ebenfalls nicht mehr. Öffnet oder maximiert man beispielsweise ein PDF-Dokument, so sieht es die Patientin auch, vorausgesetzt, man sieht es selbst. So kann man in allen Dokumenten mit der Patientin gemeinsam mit den integrierten Funktionen der Bildschirmfreigabe (s. u.) arbeiten.

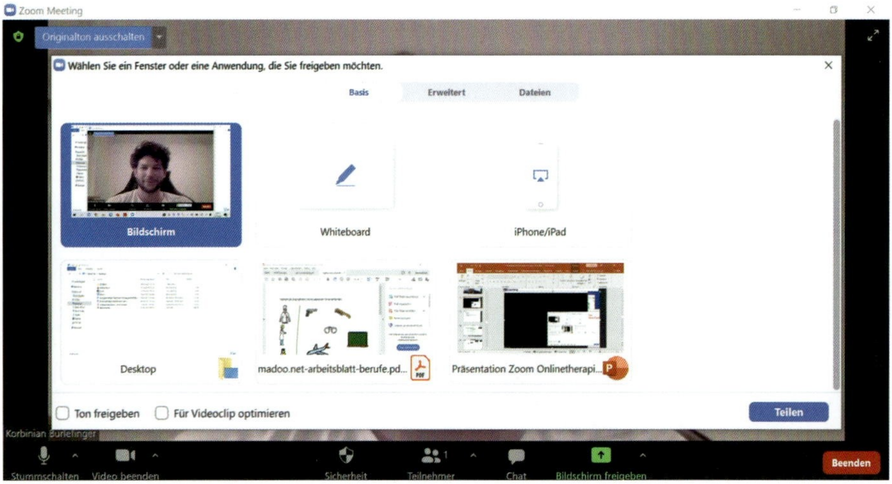

Abb. 30: Der Reiter „Basis"

Auswahlmöglichkeit Whiteboard

Mit dem Whiteboard können die Therapeutin und die Patientin gemeinsam auf weißem Hintergrund malen, stempeln und schreiben. Dies funktioniert über die Kommentarfunktion, die man in der Leiste unter „Kommentieren" aktiviert. Sowohl die Therapeutin wie auch die Patientin haben ein eigenes Whiteboard pro Meeting. Das bedeutet, dass das, was am Whiteboard „zu Papier" gebracht wird, nicht verschwindet, sobald man die Bildschirmfreigabe beendet/diese beendet wird. Der Inhalt befindet sich bis Ende des Meetings dort.

Der Inhalt des Whiteboards lässt sich speichern (Abb. 31). Unter dieser Option wird ein Screenshot des Whiteboards erstellt, der nach dem Meeting zur Verfügung steht (der Screenshot des Whiteboards wird als Bilddatei in einem Ordner auf dem PC gespeichert).

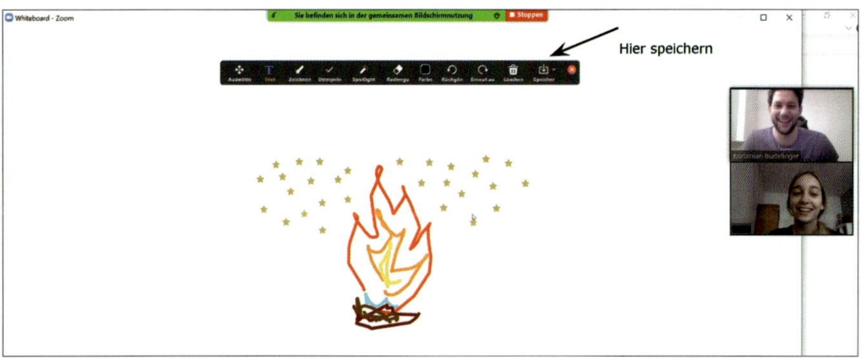

Abb. 31: Den Inhalt des Whiteboards speichern

Wenn man mehrere Patienten nacheinander im selben Meeting hat, empfiehlt es sich, nach Beendigung einer Therapieeinheit die Inhalte des Whiteboards wieder auszuradieren, da sonst der Stundeninhalt der vorherigen Patientin für die aktuelle Patientin sichtbar ist.
Das Whiteboard lässt sich auch verwenden, um die Punktestände aus den Übungssequenzen zu notieren.

Auswahlmöglichkeit iPhone/iPad

iPhone und iPad lassen sich elegant direkt ins Meeting einbinden, sodass man den aktuellen Bildschirm dort betrachten und kommentieren kann (siehe Abb. 32). So kann die Therapeutin ihre in der Therapie bewährten Apps mit ein paar Klicks visuell präsentieren. Dass die Patientin die Apps via Fernbedienungsfunktion bedient ist nicht möglich, da nur das Bild des Geräts übertragen wird. Die Therapeutin kann also alle Apps zeigen, die Patientin aber nichts manipulieren. Diese Möglichkeit den iPad-/iPhone-Bildschirm zu zeigen, ist vom Betriebssystem des PCs, von dem aus gezoomt wird, unabhängig, funktioniert also auch über Windows. Bei den meisten Programmen ist man durch das Betriebssystem insofern eingeschränkt, dass nur Geräte des gleichen Systems kompatibel sind (z. B. iPad mit Mac-PC). Über Zoom funktioniert das problemlos. Dazu muss man, falls der Computer Windows benutzt, nur den Instruktionen am Bildschirm folgen und zustimmen, ein passendes Plugin herunterzuladen. Nach ein paar Klicks funktioniert es und man kann den Bildschirm freigeben, „iPhone/iPad" auswählen und den Instruktionen am iPhone/iPad folgen.

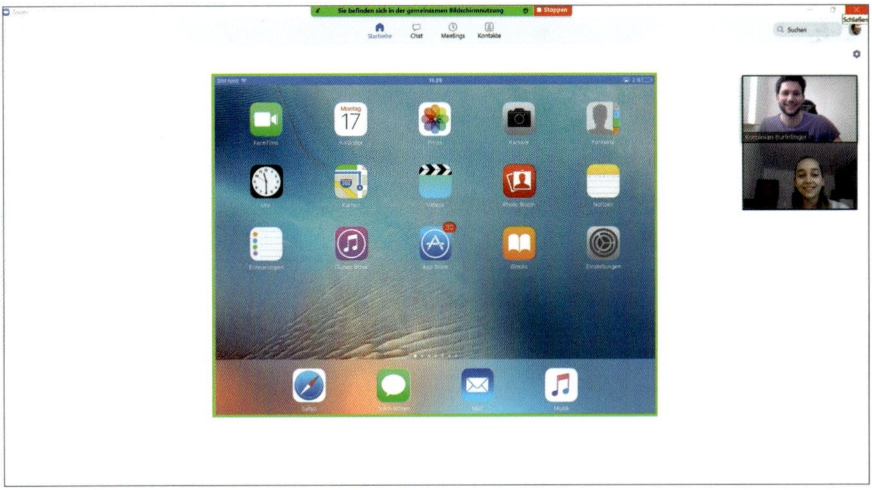

Abb. 32: Eingebundenes iPad

Tipp!

Will man gemeinsam mit der Patientin per Zoom direkt im Browser des iPads/iPhones üben oder spielen (z.B. Onlinespiel), so braucht man erstens ein neueres iPad oder iPhone und muss zweitens dieses Gerät als Teilnehmer in ein Meeting einbinden/von diesem Gerät aus mit der Patientin zoomen.

Ordner oder Programm teilen

Jeder Ordner, jedes Programm (PowerPoint, Adobe Acrobat, Word, Logopädische Software, Programme/Spiele vom PC), das gerade am PC geöffnet ist, wird auf dem Bildschirm angezeigt. Die Therapeutin kann vor oder während der Therapiestunde Ordner und Programme öffnen und diese über die Bildschirmfreigabe teilen/für die Patientin sichtbar machen. Vorteil: Die Patientin sieht nur/hat nur Zugriff (Fernbedienung) auf dieses eine Fenster. Beispielsweise sieht sie nur den Ordnerinhalt/nur das geöffnete Worddokument. Bei Adobe Acrobat kann sie sehen, dass/falls noch andere Dokumente in Adobe Arcobat geöffnet sind, in den Internetbrowsertabs sieht sie, dass/falls noch andere Browsertabs geöffnet sind. Innerhalb des geteilten Programms/Ordners sieht sie nur das, was die Therapeutin sehen kann/ihr dort zeigt.

Achtung!

Die Arbeit in den Ordnern oder Programmen ist möglich, bis diese geschlossen werden. Dann endet die Bildschirmfreigabe automatisch, falls nur dieses Programm oder dieser Ordner geteilt war.

Auch die Internetexplorer Chrome, Firefox, Safari etc. können geteilt werden. Die Therapeutin kann der Patientin beispielsweise YouTube-Videos zeigen. Dabei lohnt es sich, zusätzlich über die Kontrollleiste den Computerton freizugeben.
Beim Zeigen von Videos kann es zu „Hängern" kommen, mit einer ausreichenden Internetverbindung werden sie allerdings meistens sehr gut übertragen.

Reiter „Erweitert"

Klickt man auf „Bildschirmfreigabe" und dann auf „Erweitert" (siehe Abb. 33 oben), gibt es die Auswahlmöglichkeiten „PowerPoint als virtueller Hintergrund", „Nur Computerton", „Teil des Bildschirms" und „Inhalt von 2. Kamera".
PowerPoint als virtuellen Hintergrund brauchen wir nicht.

Computerton

Spielt man am Computer ein Video oder eine Audioaufnahme ab, so kann man über Zoom die Tonspur, so wie man sie gerade am Computer abgespielt hört, freigeben (siehe Abb. 33). Das kann für Audioaufnahmen sehr praktisch sein. Die Patientin sieht das ggf. zugehörige Video dabei nicht. Während man spricht, hört die Patientin das Gesprochene lauter.

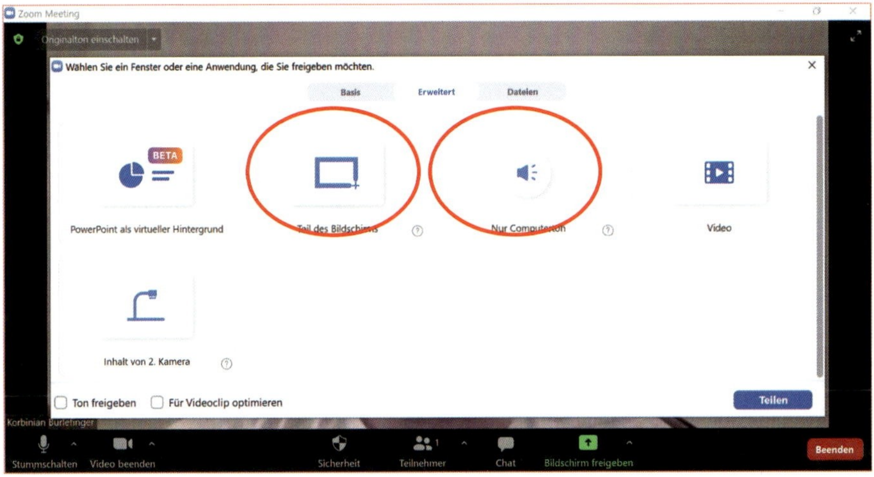

Abb. 33: Nur Computerton freigeben

Teil des Bildschirms

Gibt man einen Teil des Bildschirms frei (siehe Abb. 33), so sieht die Therapeutin als Freigebende ein grünes Quadrat über ihrem aktuellen Bildschirminhalt (Abb. 34), dessen Größe sie mit der Maus ändern kann. Dadurch kann sie der Patientin nur einen Teil des Bildschirms (innerhalb des Quadrats) zeigen und dadurch die Aufmerksamkeit auf bestimmte Aspekte/Teile des Arbeitsmaterials lenken, während sensible Dokumente o. Ä., die aus irgendeinem Grund noch geöffnet sind, aus dem Sichtfeld der Patientin herausgehalten werden.

Tipp!

Die Arbeit mit der Bildschirmfreigabe und dem Teilen des Bildschirms bei Zoom sollte geübt sein, da die Therapeutin sie sonst während der Therapie als stressig empfinden kann.

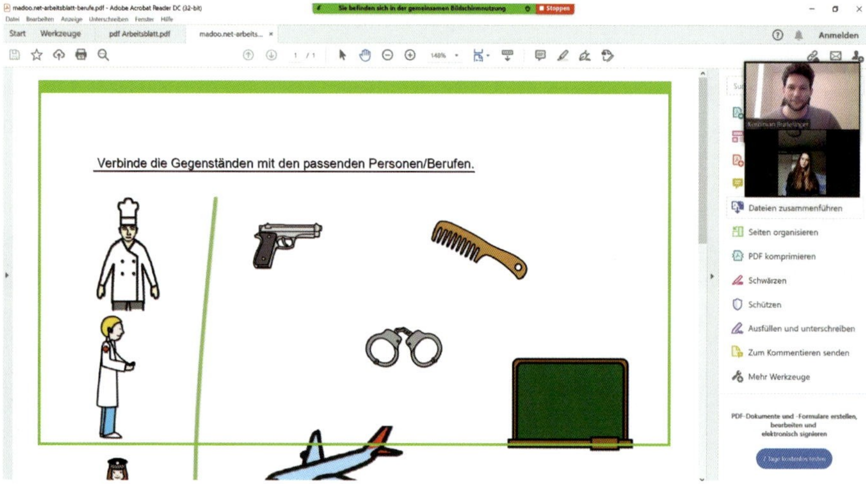

Abb. 34: Freigegebener Teil des Bildschirms (Arbeitsblatt)

Inhalt von zweiter Kamera

Mit der zweiten Kamera kann das Sichtfeld der Dokumentenkamera (Abb. 35) oder einer externen Webcam zugeschaltet werden. Jederzeit kann man wieder mit einem Klick auf die Hauptkamera wechseln, ohne die Freigabe zu beenden und dadurch die Patientin evtl. in den Galeriemodus[1] zu bringen.

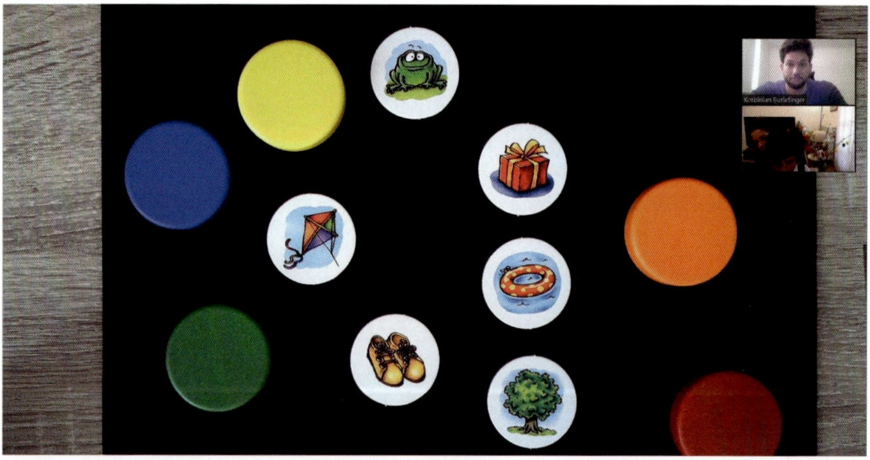

Abb. 35: Sichtfeld der Dokumentenkamera. Verwendetes Material: „Nanu" von Ravensburger

1 Der Galeriemodus ist standardmäßig eingestellt und zeigt die Meetingteilnehmer.

So kann die Konzentration länger gehalten werden, da man nur kurz sein Gesicht zeigt (Abb. 36) und dann mit der Freigabe des Kamerafeldes per Klick wieder fortfährt.

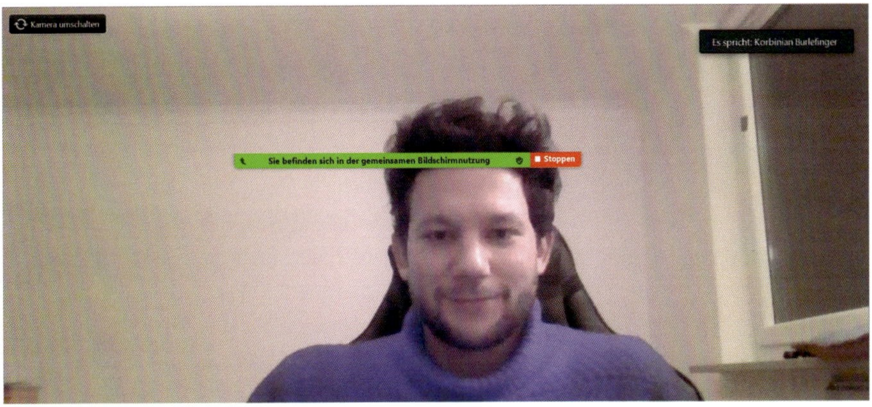
Kamera umschalten
Es spricht: Korbinian Burlefinger
Sie befinden sich in der gemeinsamen Bildschirmnutzung
Stoppen

Abb. 36: Umgeschaltete Dokumentenkamera auf den Therapeuten

Reiter „Dateien"

Unter diesem dritten Reiter (Abb. 37) hat die Therapeutin die Möglichkeit, Inhalte mit der Patientin gemeinsam anzusehen und zu bearbeiten, die in einer Cloud eines der genannten Clouddienste gespeichert sind. Nach ein paar Klicks kann man darauf zugreifen. Dies dauert keine Minute. Die Arbeit in der Cloud ist aufgrund des zusätzlichen Umweges für die Datenübertragung mit einer größeren Verzögerung als die sonstige Arbeit mit der Bildschirmfreigabe verbunden.

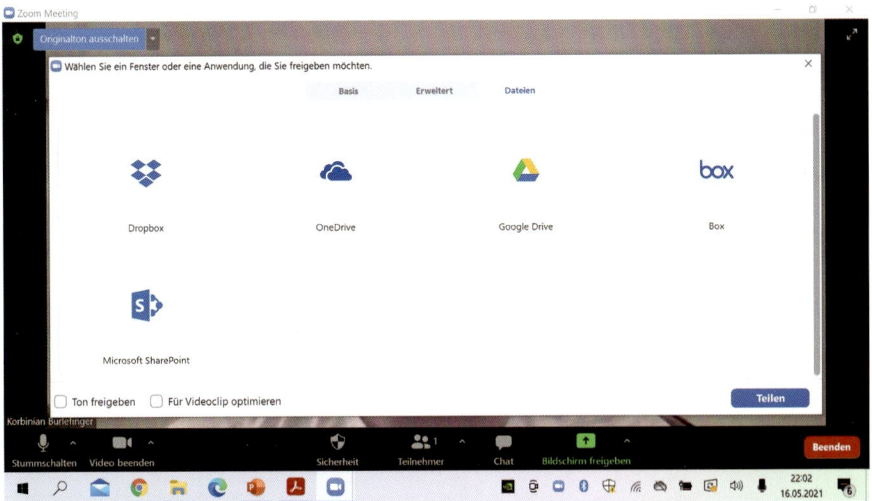

Abb. 37: Reiter „Dateien"

Arbeit mit den integrierten Funktionen der Bildschirmfreigabe

Während der Bildschirmfreigabe gibt es verschiedene Instrumente, die sich sowohl die Therapeutin als auch die Patientin zunutze machen können.

Kommentarfunktion

Die Kommentarfunktion kann nur von PatientInnen genutzt werden, die ebenfalls die Zoom-App heruntergeladen haben. Therapeutin und Patientin haben die Möglichkeit, das angezeigte/geteilte Therapiematerial mit Freihandzeichnungen, Formen und Stempeln in verschiedenen Farben sowie Texten zu versehen. Die Schriftgröße ist festgelegt. Hierzu muss die Therapeutin über die grüne Leiste nach oben auf „Kommentieren" klicken, die Patientin klickt neben „Sie sehen den Bildschirm von XY (Name der Therapeutin)" auf den Pfeil und wählt dann „Kommentieren" aus. Dann wählt jede ihr Werkzeug. Außerdem können der Laserpointer gewählt werden, um der Patientin bestimmte Dinge anzuzeigen, und der Radiergummi, um die Kommentare (Stempel etc.) wieder zu entfernen. Ein Screenshot des jeweiligen Arbeitsmaterials (inklusive Kommentaren) kann gespeichert werden (via „Speichern" in der Bedienungsleiste).
Die Darstellung und die Auswahl der zur Verfügung stehenden Instrumente variieren je nach Gerät und Aktualität des Geräts (alte Tablets können z. B. weniger als neue PCs oder Laptops). Wünscht die Therapeutin, dass die Patientin nicht kommentieren kann, so kann sie in der Bedienleiste (Abb. 38) die Annotation durch Teilnehmer deaktivieren. Dazu genügt, genau wie bei der Reaktivierung, ein Klick.

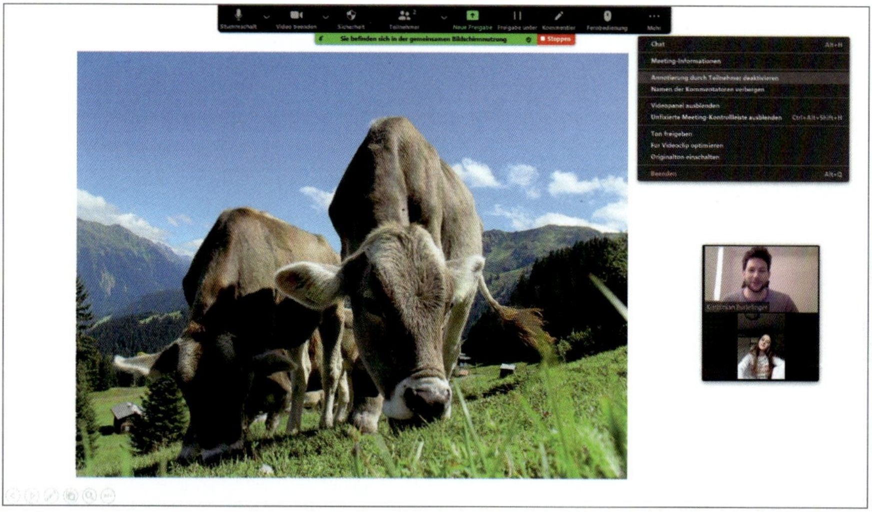

Abb. 38: Annotation durch Teilnehmer deaktivieren

Die Kommentare bleiben bis zum Ende der Bildschirmfreigabe an der gleichen Stelle und verschwinden danach. Beim nächsten Aufruf des Dokuments sind sie nicht mehr sichtbar (Ausnahme: Whiteboard)

Tipp!

Die Kommentarfunktion kann zum Ausfüllen von geteilten Arbeitsblättern verwendet werden. Dabei müssen ein paar Dinge beachtet werden:
1. Der Text der Kommentarfunktion ist immer gleich groß, passt also evtl. nicht in jede Lücke eines Lückentextes. Es empfiehlt sich, das Arbeitsblatt mit einem Programm wie Paint oder per Zoomen (vergrößern) zur Freigabe anzupassen.
2. Scrollt man (z. B. in Adobe Acrobat) nach unten oder oben, „verschiebt“ sich das Arbeitsblatt, da der kommentierte Text, die Stempel oder gezeichneten Striche immer an der gleichen Stelle des Bildschirms bleiben. Es empfiehlt sich also, ein Medium zu verwenden, bei dem ein Verschieben des Blattes nicht so einfach ist. Hier hat sich der Einsatz von PowerPoint (PPT) (siehe Abb. 39) bewährt (Arbeitsblatt fotografieren, Bild in PPT einfügen, PPT per Bildschirmfreigabe teilen). Alternativ macht man einen Screenshot (via Tastenkürzel Shift+Command+4 bei Mac und Windowstaste+Druck bei Windows) des Erarbeiteten und/oder betrachtet und bespricht es abschließend eingehend mit der Patientin, bevor man es verschiebt.

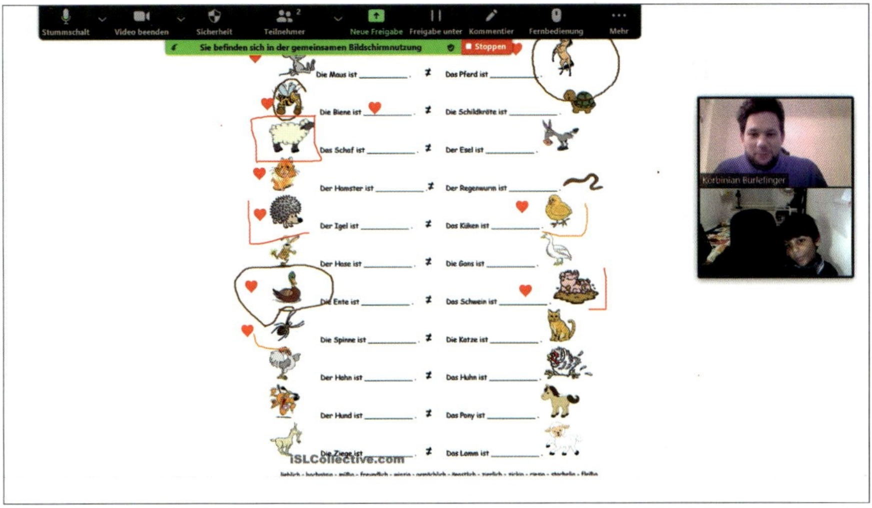

Abb. 39: Arbeitsblatt/Spielplan in PowerPoint

Nebeneinandermodus

Der Nebeneinandermodus ist ein Instrument, das von der Patientin genutzt werden kann. Hierzu geht die Patientin neben „Sie sehen den Bildschirm von XY (Name der Therapeutin)" auf den Pfeil und wählt dann „Nebeneinandermodus" (siehe Abb. 40) aus, sofern dieser noch nicht aktiviert ist. Im Nebeneinandermodus gibt es zwei kleine weiße Striche, die mit der Maus gepackt werden können. Durch Hin- und Herziehen lassen sich entweder die Bilder der Patientin und Therapeutin sowie der anderen MeetingteilnehmerInnen oder das gerade mit der Freigabe geteilte Therapiematerial vergrößern oder verkleinern. Kommentieren kann man nur auf dem geteilten Therapiematerial (siehe Abb. 41, 42 und 43).

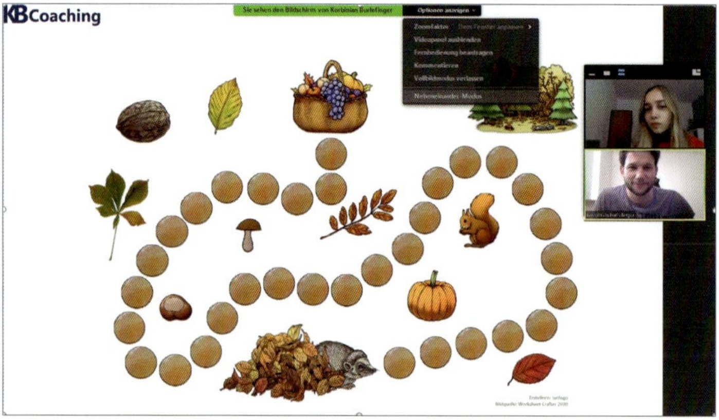

Abb. 40: Aktivieren des Nebeneinandermodus

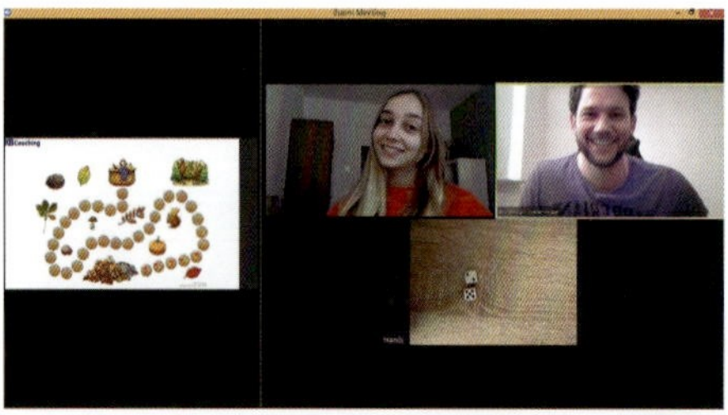

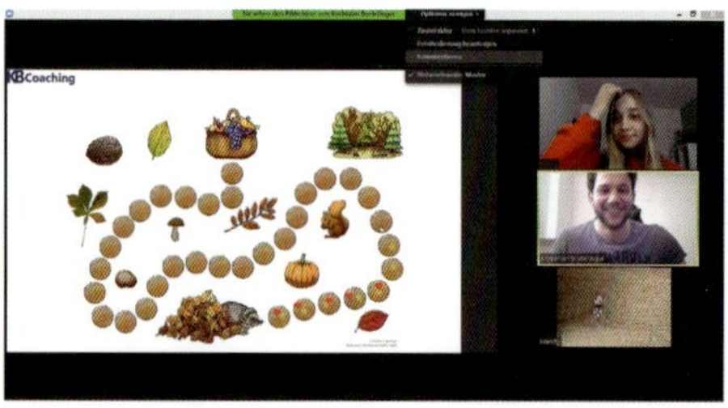

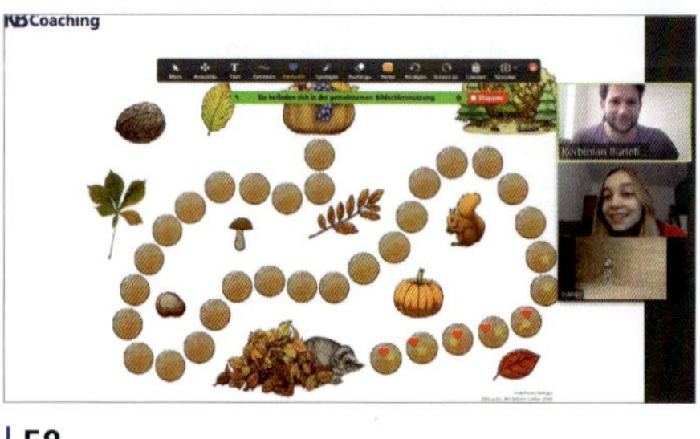

Abb. 41-43: Arbeit im Nebeneinandermodus

Tipp!

Angehörige können instruiert werden, den Fokus auf bestimmte Therapiematerialien (wie abwechselnd auf den separat angezeigten Würfel und das Spielfeld) zu lenken. Dies klappt nur bei genauer Instruktion. Den Angehörigen fällt hier eine sehr klare und wichtige co-therapeutische Rolle zu, die auch durchaus missverstanden werden kann. Dies empfiehlt sich deshalb nur mit Angehörigen durchzuführen, bei denen man sich von der co-therapeutischen Arbeitsweise im konkreten Fall Erfolg verspricht. Die PatientInnen nutzen den Nebeneinandermodus erfahrungsgemäß nicht durchgehend wie von der Therapeutin gewünscht. „Vergrößere jetzt dieses oder jenes Arbeitsblatt und schau genau auf …“, mag funktionieren. „Mach jetzt bitte wieder den Würfel groß und würfle dann“, macht wenig Sinn. Wenn die Patientin den Würfel größer sehen will und weiß, wie das geht, wird sie das automatisch tun.

Fernbedienung

Mit Zoom haben Patientin und Therapeutin die Möglichkeit, gemeinsam in einem Dokument zu arbeiten. Wenn die Fernbedienung aktiviert ist, kann die Person, die sie bekommt, die Kontrolle über das aktuelle Geschehen im geteilten Bildschirmfenster übernehmen. Die beteiligten Personen teilen sich somit die Steuerung. Dies erfolgt nur mit beiderseitiger Einwilligung und wird bei jeder Bildschirmfreigabe neu beantragt und entschieden. Beide können am Bildschirm Änderungen in gleicher Weise vornehmen. Es geht auch nur um das Gerät, von welchem die Bildschirmfreigabe ausgeht. Das heißt, die Therapeutin kann nicht den Bildschirm teilen und anschließend die Kontrolle über den Patientencomputer übernehmen. Das bedeutet, dass Therapeutin und Patientin beispielsweise den Mauszeiger und die Tastatur mit gleichem Recht bedienen können und die entsprechenden Aktionen dann ausgeführt werden. Bewegt die Therapeutin den Mauszeiger nach links und die Patientin ihn gleichzeitig nach rechts, so bleibt er theoretisch in der Mitte stehen. Die Patientin kann, wenn sie die Kontrolle über das geteilte Programm oder den Bildschirm der Therapeutin übernimmt, diesen Ausschnitt so bedienen, wie es die Therapeutin gerade kann (Ausnahme: Einbinden des iPads/iPhone siehe S. 51).
Somit können Therapiespiele und Übungen online gemeinsam durchgeführt werden, logopädische Computerprogramme, Word, Pages, Adobe Acrobat sowie PowerPoint oder ähnliche Programme gleichzeitig bedient werden (siehe Abb. 44–46).

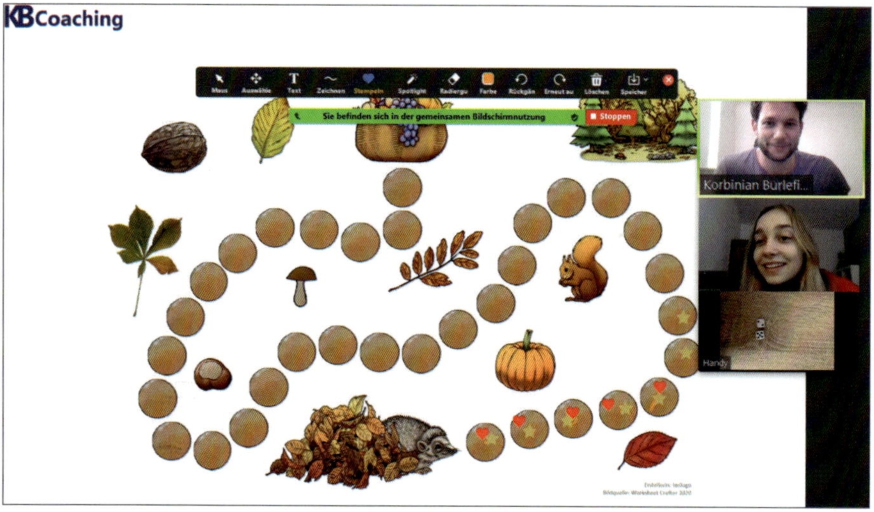

Abb. 44: Arbeit mit der Fernbedienung 1

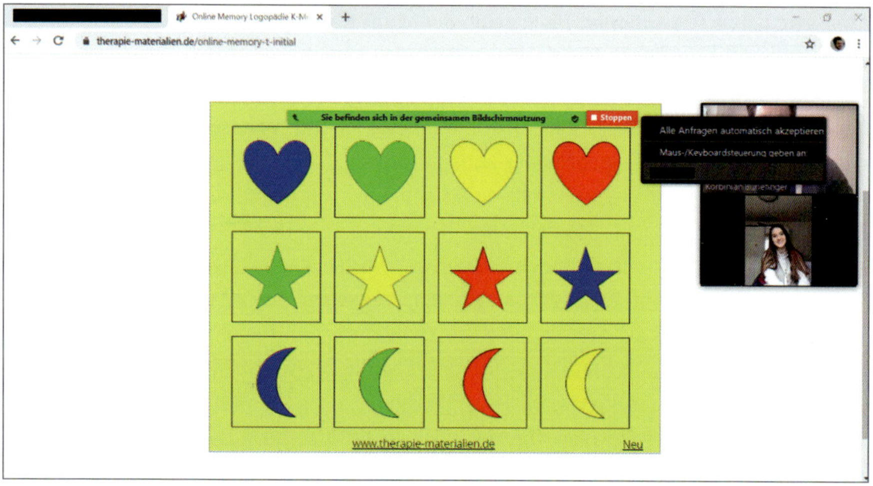

Abb. 45: Arbeit mit der Fernbedienung 2

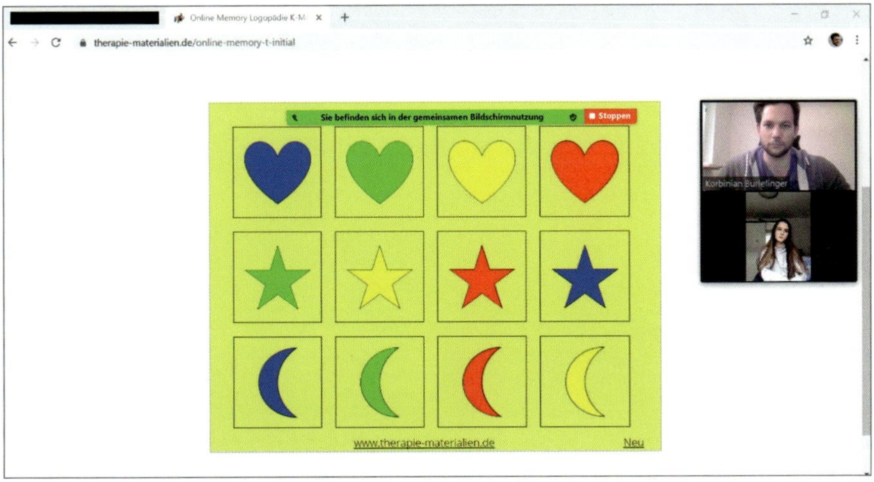

Abb. 46: Arbeit mit der Fernbedienung 3

Arbeit mit der Dokumentenkamera

Mit der Dokumentenkamera (siehe S. 18) hat die Therapeutin die Möglichkeit, der Patientin per Klick zu zeigen, was sich auf ihrem Tisch befindet, sie kann den Bildschirm ihres iPads im Meeting zeigen oder auch Spielabläufe mit echtem Material übertragen, ohne sich vom Tisch wegbewegen zu müssen. Natürlich muss bedacht werden, was die Patientin sehen soll und z. B. der Neigungswinkel der Spielfiguren entsprechend angepasst werden. Bei Bedarf nimmt die Therapeutin einen Bücherstapel als Erhöhung für die Dokumentenkamera zu Hilfe, um die Kamera auf das gewünschte Bild auszurichten zu können (Abb. 47). Manche therapeutischen Spiele/Spielpläne/Spielaufbauten (z. B. Bauernhöfe) o. Ä. sind größer als andere und bedürfen deshalb eines größeren Kameraübertragungsbereiches. Bei entsprechend hochauflösender Kamera kann diese auch höher angebracht und der Zoom der Kamera genutzt werden (Abb. 48). Müsste die Therapeutin jetzt noch mit einem kabelgebundenen Headset aufpassen, dass sie sich nicht mit dem Kabel in zusätzlichen Kameras verfängt, würde sie das evtl. ablenken. Spätestens jetzt beweist das Bluetooth-Headset seinen praktischen Nutzen, auch weil die Therapeutin sehr wahrscheinlich die Dokumentenkamera nicht genau vor sich, sondern etwas versetzt aufgestellt hat und den Kopf beim Sprechen etwas von dem Gerät, mit dem sie zoomt, wegdrehen könnte (was die verständliche Soundübertragung potenziell gefährdet).

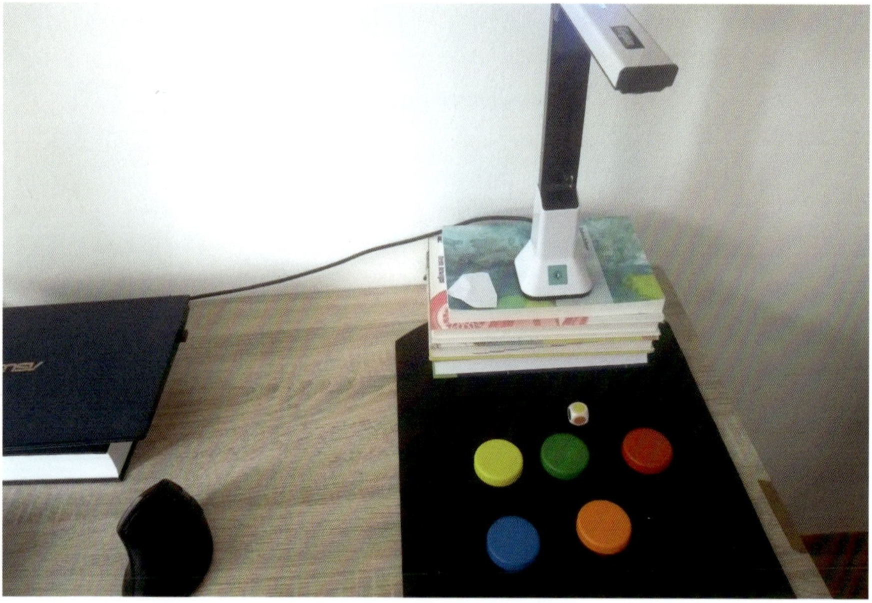

Abb. 47: Bücherstapel zur Erhöhung der Dokumentenkamera

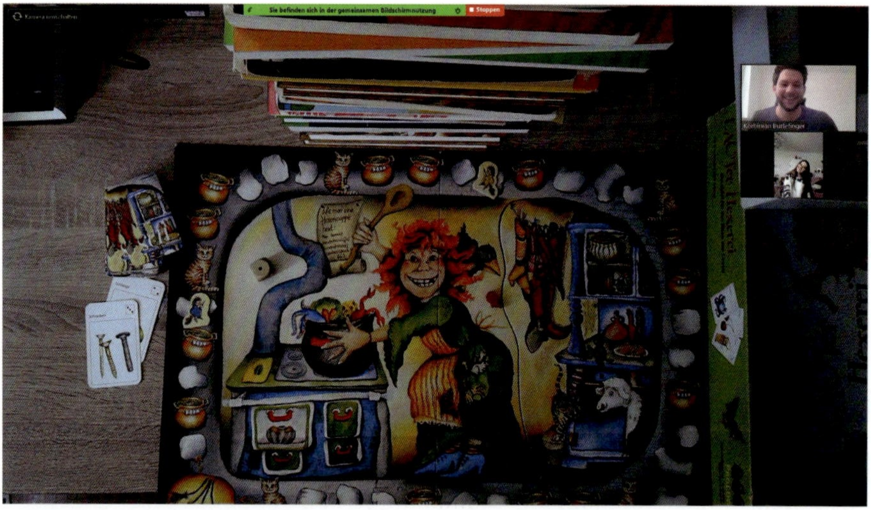

Abb. 48: Arbeit mit lauter Hexerei

Tipp!

Auf dem von der Dokumentenkamera übertragenen Bild kann man natürlich nicht die Fernbedienung benutzen. Auch der Nebeneinandermodus fällt weg. Kommentieren kann man dieses Bild leider auch nicht. Es lässt sich allerdings Abhilfe schaffen, indem man die App der Dokumentenkamera (dieses Vorgehen ist modellabhängig) auf seinem PC bzw. Laptop öffnet und statt dem Inhalt der zweiten Kamera diese App unter Basis in der Bildschirmfreigabe regulär freigibt. Nun kann man die Kommentarfunktion nutzen und die Kommentare bleiben bis zum Ende der Freigabe stehen (Abb. 49).

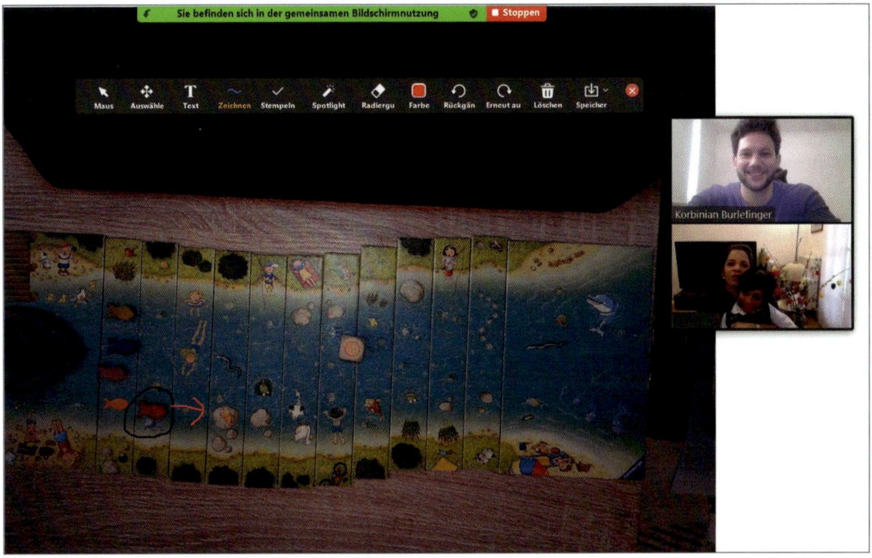

Abb. 49: Arbeit mit der Dokumentenkamera-App
Verwendetes Material: „Tempo kleine Fische" von Ravensburger

Arbeiten mit Kameras generell

Hat die Therapeutin keine externe Kamera, wie z. B. eine Dokumentenkamera, zur Verfügung, so kann sie das Handy/Tablet oder ein anderes internetfähiges Gerät als dritten Teilnehmer ins Meeting einbeziehen. Dies hat den Vorteil, dass man das Kamerabild des Handys als dritten Teilnehmer im Nebeneinandermodus sehen kann. Der Nachteil kann die 40-minütige Zeitbegrenzung der Gratisversion sein (Abb. 50). Das bedeutet, dass die Verbindung mit dem Handy o. Ä. rechtzeitig beendet werden muss.

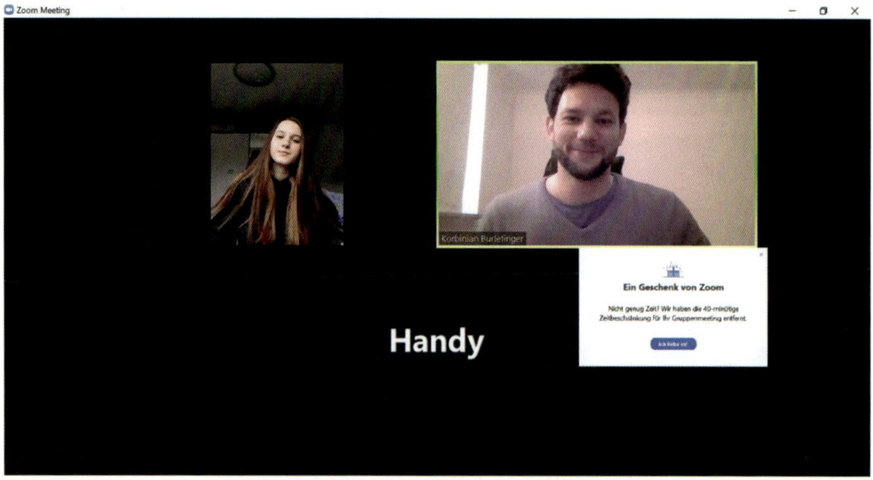
Zoom Meeting
Handy
Ein Geschenk von Zoom
Nicht genug Zeit? Wir haben die 40-minütige Zeitbeschränkung für Ihr Gruppenmeeting entfernt.

Abb. 50: Zeitbegrenzung im Meeting

Das Tablet/Handy kann mit einem dafür gedachten Stativ stabil ausgerichtet werden. Hat man kein Stativ, kann man sich behelfen. Das Gerät lässt sich z. B. in einem Bücherstapel festklemmen oder kann an einem höher gelegenen Punkt (z. B. am Arm einer Lampe) befestigt werden. Hierfür braucht man nur zwei Drähte und ein wenig Geschick. Ein stoßsicheres Handy und ein weicher Untergrund sind dabei empfehlenswert (Abb. 51 und 52).

Die Behelfskamera (Handy) oder die externe Kamera (für diesen Gedankengang muss man sich den Einsatz einer kleinen, handlichen, externen Webcam vorstellen, nicht zwingend die oft etwas sperrigeren Dokumentenkameras) kann im bevorzugten Winkel ausgerichtet werden. Gute Erfahrungen wurden mit der Aufnahme direkt von oben (wie bei der Dokumentenkamera bevorzugt) oder leicht von hinten über die Schulter der Therapeutin gemacht. Ein anderer Winkel von vorne auf die Therapeutin empfiehlt sich nicht, da die Therapeutin während der Manipulation (z. B. der Bauernhoftiere) auf diese Gegenstände schaut und somit die Patientin eine offensichtlich anderweitig beschäftigte Therapeutin vor sich sieht. Außerdem ist es bzgl. Aufmerksamkeitsfokussierung vorteilhaft, wenn durch die Aufnahme das Material in den Fokus gestellt wird.

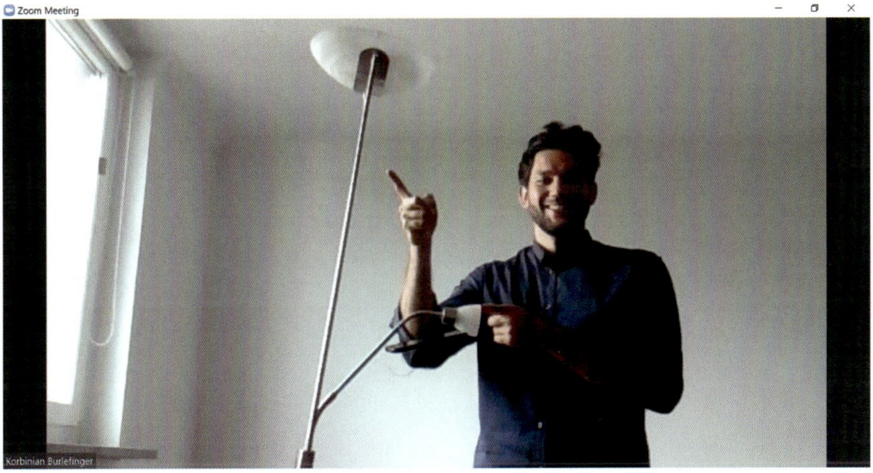

Abb. 51: Behelfsstativ und Aufnahme über die Schulter 1

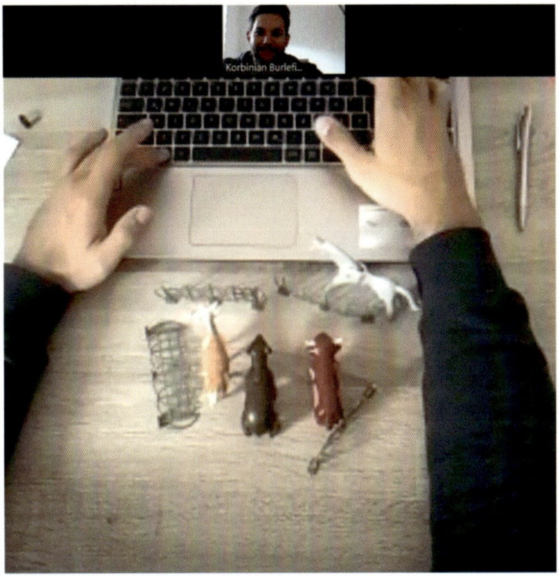

Abb. 52: Behelfsstativ und Aufnahme über die Schulter 2

Unabhängig davon muss die Therapeutin wissen, was die Patientin sehen kann, ohne selbst dauernd auf den eigenen Bildschirm schauen zu müssen. Der Kameraaufnahmeradius sollte klar sein. Bei Dokumentenkameras wird oft eine Unterlage mitgeliefert, die bei Standardeinstellung komplett sichtbar ist und Markierungen aufweist, um DIN-A4- und DIN-A5-Blätter korrekt zu positionieren.

Stapelt man für einen größeren Aufnahmebereich Bücher unter der Kamera oder hängt eine Kamera irgendwo auf, so muss man die Markierungen selbst setzen. Man testet, was sichtbar ist, und beklebt/markiert dann die Unterlage (z. B. den Therapietisch). So weiß die Therapeutin immer, was gerade für die Patientin sichtbar ist und was nicht (Abb. 53).

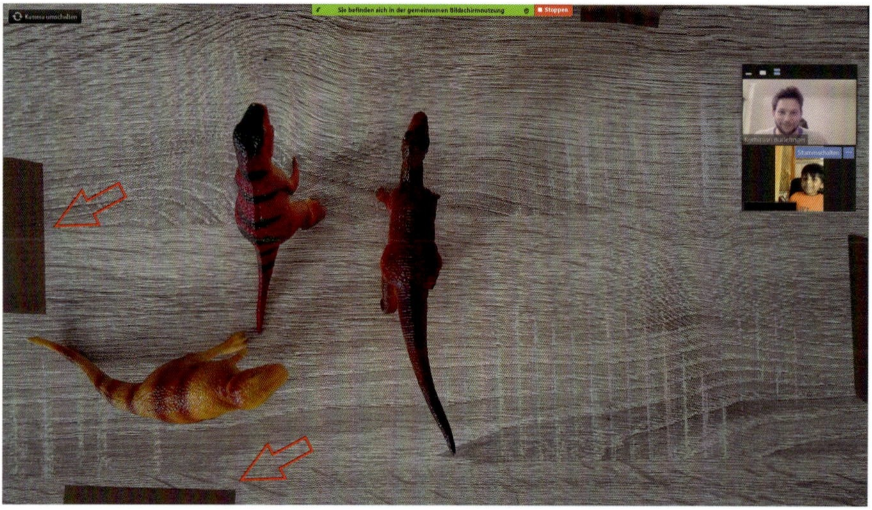
Kamera umschalten
Sie befinden sich in der gemeinsamen Bildschirmnutzung
Stoppen

Abb. 53: Markierter Bereich und Klebeband

Tipp!

Wird das Handy als Kamera verwendet/vom Handy aus gezoomt, so kann man auch die Selfiekamera benutzen, um das eigene Gesicht heranzuzoomen und beispielsweise Mundbilder/myofunktionelle Übungen vorzugeben (Abb. 54).

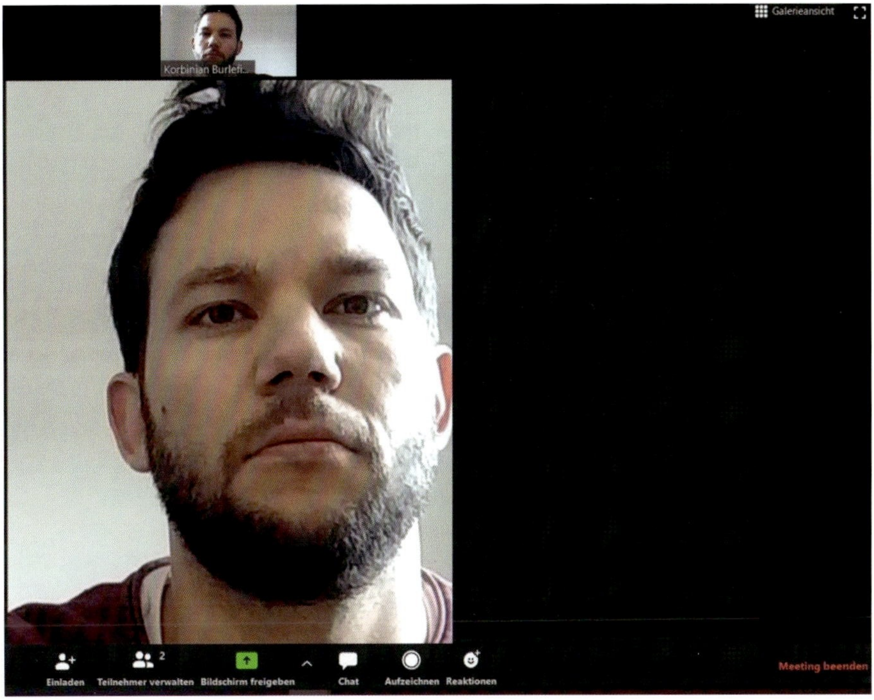

Abb. 54: Handy als Selfiekamera für myofunktionelle Übungen

Erfahrungen aus der Praxis

PatientInnen, die Probleme mit der Aufmerksamkeit zeigen, schaffen es öfter, sich in der Videotherapie augenscheinlich besser als in der analogen Therapie auf das Therapiegeschehen zu konzentrieren.

TherapeutInnen, die Ruhe ausstrahlen, sind eher in der Lage, ihren PatientInnen (z. B. Stotterern) ein positives Gefühl zu vermitteln und die Nervosität zu nehmen.

Beispiel

„Du siehst mich noch nicht? Kein Problem, gleich siehst du mich." „Entschuldige, ich habe dich nicht ganz verstanden, die Übertragung war schlecht. Bitte sag es noch mal."

Die allgemeine Einstellung der Therapeutin zur Onlinetherapie wirkt sich auch auf die Patientin aus. Das bedeutet, dass eine Therapeutin, die wenig Lust auf Videotherapie hat und dies (subtil und unbeabsichtigt) auch zeigt, tendenziell unmotivierte PatientInnen haben wird. Auch der umgekehrte Fall ist möglich. Die Motivation der Therapeutin spielt eine große Rolle.
Durch die Kamerasituation gehen einige Gefühlsregungen im Gesicht, die wir sonst registrieren würden, tendenziell unter. Und auch unser Lob erscheint etwas abgeschwächt. Das bedeutet, dass Gefühle öfter angesprochen und ausformuliert werden müssen und auch exzessiver gelobt werden sollte.

Beispiel

„Wow, wie sind Sie auf diese Idee gekommen? Das finde ich ja megaklasse!" „Komm, nimm dir schnell einen Belohnungsstein! Unglaublich!"

Kurze Übungen in der Therapie bieten sich eher an als lange. Allerdings muss jede Übungssequenz (10 statt 15 Minuten) klar instruiert werden. Das kostet Zeit, ist aber notwendig.

Klare Regeln müssen auch in Bezug auf Rechte und Abläufe stattfinden: Wer darf wann den Bildschirm freigeben, wer darf stumm geschaltet sein, das Video muss anbleiben etc.

Die Onlinetherapie ist abhängig vom Störungsbild umzusetzen. Im Vorfeld muss überlegt werden, welche Elemente der klassischen Therapie auch digital umgesetzt werden können. Beispielsweise können Lautkarten, die in der klassischen Therapie einem Kind vorgelegt werden, in der Videotherapie über die Bildschirmfreigabe geteilt werden. Die Umsetzung von Stimmtherapie via Video erfordert eine akzeptable Lautsprecher- und Mikrofonqualität auf beiden Seiten, ist aber störungsanfälliger als eine Live-Stimmtherapie.

Es empfiehlt sich, nicht sofort mit allen PatientInnen in die Videotherapie einzusteigen, sondern sich vielmehr heranzutasten. Wichtig ist unbedingt auch, das eigene Verhalten in der Videotherapie und die Erfolge oder Nichterfolge der gerade abgehaltenen Videotherapien zu reflektieren. Obwohl anfangs lange Vorbereitungszeiten für die Videotherapie nötig sind, lohnt sich der investierte Mehraufwand. Man sollte aber auch nicht zu kritisch mit sich selbst sein. Eine Therapeutin ist keine Zauberin, die Abläufe werden erst mit der Zeit routiniert. Videotherapie ist kein neues Therapieverfahren, sondern eine neue und andere Art zu arbeiten. Das braucht Zeit, die wir uns nehmen müssen. Wenn man sich selbst treu bleibt und sich nicht verbiegt, aber neue Impulse annimmt und Spaß in der Videotherapie hat, sind die wichtigsten Schritte bereits gegangen.

Profitipps zur Videotherapie

Angehörige in die Therapie einbinden und bei der Unterstützung beraten

- Wenn bei PatientInnen bestimmte Teile der Videotherapie nur mit Unterstützung umsetzbar sind, können Angehörige/Pflegepersonen etc. nach Absprache in die Therapie eingebunden werden. Dies ist vor allem dann wünschenswert, wenn die Patientin die notwendigen technischen Schritte (z. B. Bedienung des Endgeräts: Laptop/Tablet/Smartphone) nicht ausführen kann, aber auch für alle manuellen Unterstützungen, bei denen die Therapeutin selbst agieren würde. Die Angehörigen/Pflegepersonen können außerdem der Therapeutin berichten, was auf Patientinnenseite passiert, da dies in der Videosituation nicht immer klar erkennbar ist (z. B. wohin die Patientin auf dem Bildschirm gedeutet hat). Außerdem kann eine Patientin (beispielsweise ein Kind oder eine Patientin mit neurologischen Störungen), die alleine (noch) nicht so stabil vor Bildschirm und Kamera sitzen kann, sodass sie für die Therapeutin sichtbar ist (zu klein auf dem Stuhl, sieht nicht hoch, kann sich ohne Hilfe nicht halten), auch hierbei von den Angehörigen/Pflegepersonen unterstützt werden.
- Wenn die Therapeutin die Interaktionen der PatientInnen mit den beteiligten Personen (Angehörige/Pflegepersonal) aufmerksam beobachtet, kann sie deren co-therapeutische Interaktionen zu einem günstigen Zeitpunkt mit ihnen beratend besprechen. Viele TherapeutInnen beobachten ein großes Engagement von Eltern, an Elterngesprächen und Beratungsangeboten in Bezug auf die Videotherapie teilzunehmen. Dies lässt sich leicht erklären. Eltern behinderter Kinder tragen beispielsweise die Ergebnisse der Heilmittelbehandlung in einem hohen Maß mit, weil sie selbst einen großen Aufwand betreiben, um das gewünschte Ergebnis zu verwirklichen. Das heißt, sie bringen ihr Kind nicht nur zur Therapie und holen es ab, sondern müssen eine Fülle an häuslichen Aufgaben/Übungen mit dem Kind erledigen, die Therapeutin in und außerhalb des Therapieraums co-therapeutisch unterstützen etc. Sie investieren also viel Mühe und identifizieren sich entsprechend mit dem Gesamtergebnis. Ein Einbinden der Angehörigen kann also auch zu mehr Akzeptanz des Therapieergebnisses führen.

Variabel und flexibel bleiben und abwechslungsreich therapieren

Man muss als Therapeutin keine Entertainerin sein, sondern mit den PatientInnen zusammen auf ein Ziel hinarbeiten und sein Gespür dafür schärfen, wann die PatientInnen aufmerksam sind und wann das Ziel erreicht wird. Das Feedback der PatientInnen und Angehörigen zu dem, was sie während der Videotherapie gesehen und gehört haben bzw. nicht gesehen und gehört haben, kann wertvolle Einsichten in technische Probleme geben, die sonst nicht bekannt würden.

Frustrationen überwinden, die mit vermeintlichem Misserfolg bei den Videotherapien einhergehen

Wir sind nicht automatisch in jedem neuen Tätigkeitsfeld der Logopädie/Sprachtherapie ExpertInnen, nur weil wir schon lange als TherapeutInnen arbeiten. Wir sind alle neu in dem Bereich Videotherapie und größtenteils nicht dazu ausgebildet, vor der Kamera Glanzleistungen zu erbringen. In der konkreten Situation hilft auch kein kritisches Beobachten durch KollegInnen weiter (das macht nur nervöser und tendenziell aufgeregter und „schlechter"), sondern es helfen einzig und allein Übung und Erfahrung. Je mehr Videotherapien man absolviert, desto mehr sinkt die eigene Nervosität und der gelassenere Umgang mit mutmaßlich selbst verursachten Fehlern wird wahrscheinlicher. Natürlich empfiehlt es sich, bei KollegInnen zu hospitieren und gegenseitig Videotherapiesitzungen im Team zu evaluieren. Aber grundsätzlich heißt das Motto: üben, üben, üben.

Sich fortbilden

TherapeutInnen sollten sich bzgl. Videotherapie gezielt fortbilden, denn es geht sowohl um methodisch-didaktische Vorgehensweisen als auch um den Umgang mit der Technik. Umsetzbare und erlernbare Konzepte, um therapeutische Kompetenzen übertragen zu können, müssen Inhalt der Fortbildungen sein. Beispielsweise besteht mit dem Onlineseminar des Autors: „PatientInnen über Teletherapie/Videotherapie (z. B. via Zoom) behandeln – alles, was Ihr wissen müsst" seit März 2020 die Möglichkeit, innerhalb eines vierstündigen Seminars die Voraussetzungen für einen erfolgreichen Einstieg in die Videotherapie zu schaffen. In dem Seminar wird anwendungsbezogen auf die Videotherapie zugegangen und die methodisch-didaktische Richtung gezeigt.

Das, was man gerne in der Therapie macht, einfach per Video ausprobieren

Alles, wobei man die PatientInnen nicht berühren oder ein gutes (körperliches) TherapeutInnenvorbild sein muss, ist theoretisch im Rahmen der Videotherapie umsetzbar. Digitales Material steht online zur Verfügung oder lässt sich schnell selbst erstellen. So ist es möglich, bestimmte Lieblingsmaterialien (z. B. per Dokumentenkamera, siehe Abb. 35) einzubauen. Kreative Wege der Übertragung ins Digitale lassen sich finden oder es wird ein entsprechendes Pendant in digitalisierter Form gesucht (beispielsweise Memorys am PC).

Interessante Angebote schaffen

Gerade PatientInnen, die in der herkömmlichen Therapie Probleme mit der Aufmerksamkeit haben (Stichwort ADHS), sind in der Videotherapie oft konzentrierter. Auch der Computer an sich ist für viele Kinder interessant. Wird ein Mangel an Aufmerksamkeit und Konzentration der PatientInnen beklagt, so lässt sich nicht immer herleiten, woher dieser Mangel kommt. Aufmerksamkeit kann in der Videotherapie kaum durch scheinbare Alternativlosigkeit („Wir machen das so lange, bis es fertig ist") gefördert werden, da es im eigenen Zuhause in der Regel Möglichkeiten gibt, anderen Gegenständen oder Sachverhalten Aufmerksamkeit zu schenken. Die PatientInnen können in der Videotherapie sehr genau dabei beobachtet werden, wie ihr Interesse für eine Handlung abflaut. Dann kann ein monotoner oder technisch nicht angepasster didaktischer Stil der Therapeutin veränderungsbedürftig sein. Hält die Therapeutin lediglich Arbeitsblätter in die Kamera, so sind diese schwer zu entziffern und oft wesentlich uninteressanter als in der herkömmlichen Therapie. Es empfiehlt sich, die (plattformabhängigen) technischen Möglichkeiten auszuschöpfen und kreativ eine abwechslungsreiche Therapie zu schaffen.

Verunsicherung entgegenwirken

Manche PatientInnen sind durch die Neuheit der Videotherapie und das Setting an sich (beispielsweise das Gefühl, „auf dem Präsentierteller" zu sein) anfangs sehr verunsichert. Dann ist es wichtig, dass die Therapeutin (die unter Umständen zu Beginn genauso verunsichert ist), möglichst Ruhe und Souveränität ausstrahlt. Die PatientInnen brauchen von Anfang an ein hohes Sicherheitsgefühl, um das Abenteuer Videotherapie mit uns zu beginnen. Dabei ist es hilfreich, wenn die Therapeutin Ruhe bewahrt, wenn etwas nicht so klappt, wie es geplant war. Mit zunehmender Routine stellt sich auch bei spontanem Umdisponieren ein höheres Maß an Sicherheit ein. Pannen und Gesprächspausen werden von den PatientInnen weit weniger schlimm empfunden, als man sie als Therapeutin oft selbst empfindet. Kurze Erklärungen und Informationen über eine andere als die geplante Vorgehensweise helfen über die eigene Frustration, dass etwas nicht geklappt hat, hinweg. Dinge, die zunächst nicht klappen, können zu einem späteren Zeitpunkt oder in der nächsten Therapiestunde nochmals probiert werden.

Das beschreiben, was die Patientin nicht sehen kann

Die neue Situation Videotherapie sorgt bei damit unerfahrenen PatientInnen und TherapeutInnen auf vielen Ebenen für Verunsicherung. Ein Faktor dabei kann die eingeschränkte Sichtbarkeit sein. Man kann nicht alles sehen, was am anderen Ende der Verbindung passiert. Es liegt an der Therapeutin, der Patientin die Verunsicherung teilweise zu nehmen, indem sie die Ereignisse beschreibt, die die Patientin nicht sehen kann (Beispiel: „Ich hole schnell das Spiel vom anderen Tisch" [die Therapeutin greift neben den Laptop außerhalb des für die Patientin sichtbaren Bereichs und stellt danach ein Spiel unter die Dokumentenkamera]). Würde die Therapeutin einfach so neben den Bildschirm greifen und womöglich Geräusche dabei produzieren, so wäre die Patientin nicht in der Lage, diese Ereignisse korrekt einzuordnen. Das könnte dann für Konzentrationsabbrüche oder Verunsicherung sorgen. Je länger und je mehr die Therapeutin aus dem Bild verschwindet (Extremfall: Sie steht auf und verlässt augenscheinlich das Zimmer) und je mehr Geräuschkulisse dadurch entsteht, desto notwendiger ist eine solche Erklärung. Das trifft natürlich ebenso zu, wenn aufseiten der Therapeutin auditive und visuelle Eindrücke entstehen, die sie nicht zu verantworten hat (Klingeln an der Praxistüre, versehentliches Hereinkommen der Kollegin).

Nachfragen, wenn man selbst eine Handlung nicht nachvollziehen/einordnen kann (Unruhe, schnelle Bewegungen)

Ähnlich verhält es sich bzgl. Ablenkbarkeit und potenzieller Verunsicherung aufseiten der Therapeutin, wenn bei der Patientin Geräusche oder visuelle Eindrücke auftauchen, die nicht sofort einzuordnen sind (vielleicht vibriert es im Hintergrund, es befinden sich Familienmitglieder im Nebenraum oder der Fernseher läuft). Dann fragt die Therapeutin am besten nach, damit sie über die Situation außerhalb des Kamerabereiches „im Bilde" ist.

Ein Bewusstsein dafür entwickeln, was die Patientin sieht und was sie nicht sieht

Mit der Zeit sollte sich ein Bewusstsein dafür einstellen, was die Patientin in der Therapie nicht sehen kann. Dazu gehören Handlungen, die in einem ungünstigen Winkel ausgeführt werden (Spielmaterial wird zu nah an die Kamera gehalten oder befindet sich zum Zeitpunkt der Manipulation außerhalb des Kameraaufnahmebereichs). Die Therapeutin muss dazu auf dem eigenen Bildschirm (z. B. im Galeriemodus bei Zoom) prüfen, was die Patientin gerade sieht und gegebenenfalls die eben vollzogene Handlung inklusive verbaler Erklärung wiederholen oder zusammenfassend nochmals darstellen (und natürlich die Handlung an die tatsächlichen Sichtverhältnisse anpassen). In der Stimmtherapie bietet es sich z. B. an, die Bauchatmung oder das Abspannen im Profil zu zeigen (Therapeutin ist von der Seite, nicht von vorne sichtbar). Die Bewegung ist so auf dem Bildschirm klarer erkennbar.

Auf die Rückengesundheit achten: Stehpult oder rückenschonende Sitzgelegenheit verwenden

Die Sitzposition muss bei der Videotherapie nicht gleichbleibend sein, sondern lässt sich öfter und variabler verändern als in der herkömmlichen Therapie. Grundsätzlich kann die Therapeutin eine rückenschonende Sitzgelegenheit oder sogar ein Stehpult verwenden. Potenziell kann sie die Körperhaltung und die Neigung des Bildschirms sowie die Ausrichtung der Webcam etwas verändern, solange sie immer noch vorteilhaft im Bild ist. Der halbe Kutschersitz der herkömmlichen Therapie, mit den Armen auf dem Tisch und im 90-Grad-Winkel zur Patientin birgt auf lange Sicht ohne Bewegung größere Gefahren von Haltungsschäden, als eine nach Gutdünken jederzeit zu verändernde Sitz- oder Stehposition.

Videotherapie patientInnenunabhängig anbieten

In der Praxis hat sich gezeigt, dass der Erfolg und die Umsetzbarkeit von Videotherapie vom Störungsbild (bei den zulässigen Indikationsschlüsseln) und dem Alter der PatientInnen unabhängig sind. Da es teilweise auch von den individuellen Unterschieden innerhalb der PatientInnengruppe und der einzelnen Therapeuten-Patientin-Beziehung abhängt, ob und wie Videotherapie im konkreten Fall umsetzbar, motivierend und letztlich erfolgversprechend ist, lohnt es sich, sie mit den eigenen PatientInnen auszuprobieren. Es kann durchaus sein, dass Videotherapie mit PatientInnen gut funktioniert, von denen man es zunächst nicht angenommen hätte. Funktioniert die Videotherapie nicht, so kann die Therapeutin erwägen, ob sie für diese Patientin angepasst werden sollte oder ob die herkömmliche Therapieform tatsächlich die einzig erfolgversprechende Vorgehensweise bei dieser Patientin darstellt.

Fazit

TherapeutInnen können ihre Videotherapien optimieren und die neue Herausforderung meistern. Dies geht aus zahlreichen Rückmeldungen zu Praxiserfahrungen und Teamcoachings zu logopädischer Videotherapiearbeit hervor. Dazu sind fundiertes Wissen sowie eine ergebnisoffene, aber zielorientierte, grundsätzlich positive und für die PatientInnen rückversichernde Einstellung notwendig. Wenn wir TherapeutInnen den Willen zeigen, uns selbst immer weiter zu verbessern und dazuzulernen und die PatientInnen mit ihren Fähigkeiten, Bedürfnissen und Ressourcen einzubeziehen, können wir auf dem Gebiet der Videotherapie erfolgreich sein.

Weitere Tipps

In monatlichen Abständen findet die Online-Fortbildung „PatientInnen über Teletherapie/ Videotherapie (z. B. via Zoom) behandeln – alles, was Ihr wissen müsst" statt. Termine unter https://logo-fortbildungen.de/veranstaltungen/
Weitere Fortbildungen, vor allem zur Vertiefung der Themen Didaktik und Methodik, folgen.

Literatur im deutschsprachigen Raum zur Videotherapie

Hall, N., Boisvert, M. & Steele, R. (2013). Telepractice in the assessment and treatment of individuals with aphasia: a systematic review. International Journal of Telerehabilitation 5 (1), 27-38.

Lauer, N. (2020). Teletherapie – hat die Logopädie eine digitale Zukunft? Forum Logopädie, 34 (5), 12-17.

Schwinn, S., Barthel, M., Leinweber, J. & Borgetto, B. (2020). Digitalisierungschancen in der Krise. Erste Ergebnisse zur Umsetzung von Videotherapie in der ambulanten Logopädie (ViTaL). Forum Logopädie 34 (5), 18-21.

Literaturverzeichnis

Bürki, M., Kempe, S., Kohler, J., Steiner, J. (2011). Logopädie und Wirksamkeit. Forum Logopädie, 25 (2), 28-33.

Schwinn, S., Barthel, M., Leinweber, J. & Borgetto, B. (2020). Digitalisierungschancen – Umsetzung von Videotherapie im Lockdown. Forum Logopädie 34 (6), 36-40.

Angebot

Bezüglich speziellen Materials zur Videotherapie bei verschiedenen Störungsbildern können Sie gerne den Autor kontaktieren:

Korbinian Burlefinger
Logopäde & Kommunikationstrainer
Tel.: (+49) 177 8308853 | E-Mail: info@kbcoaching.org

Technische Voraussetzungen

- stabile Internetverbindung: Breitband oder Wireless (mindestens LTE/4G)
- internetfähiger/s PC, Laptop, Tablet oder Handy, vorausgesetzt Kameras und Mikros sind im Gerät verbaut oder anschließbar
- Lautsprecher (eingebaut im Gerät oder anschließbar)
- Mikrofon (eingebaut im Gerät oder anschließbar)
- HD Kamera/Webcam (eingebaut im Gerät oder anschließbar)
- kabelloses Headset
- Die Systemvoraussetzungen für den Gebrauch von Zoom können Sie unter https://support.zoom.us/hc/en-us/articles/201362023-System-Requirements-for-PC-Mac-and-Linux überprüfen.

Anhang 1: Einverständniserklärung

Einverständniserklärung für videotherapeutische Behandlung

Um die Fortführung der therapeutischen Behandlung zu gewährleisten hat

(Name und Kontaktdaten des/der Therapeut*in einfügen)

ein Angebot der videotherapeutischen Behandlung eingerichtet. Das bedeutet, dass die Behandlungseinheit über Videotelefonie unter Verwendung hierfür geeigneter Software mit den entsprechenden Geräten (Smartphone, Computer oder Tablet) durchgeführt wird. Diese Behandlungsform ist wissenschaftlich teilweise erprobt.

Die vorliegende Einverständniserklärung ergänzt den bestehenden Behandlungsvertrag.

Die videotherapeutische Behandlung wird unter Verwendung folgender Software

(Bezeichnung der Software einfügen)

durchgeführt. Diese Software ist beim Anbieter

(Name des Anbieters einfügen)

(online) beziehbar. Zwecks Nutzung der Software müssen Sie mit dem Anbieter einen gesonderten Nutzer*innenvertrag abschließen. Die Datenschutzvereinbarung des Anbieters der Software finden Sie hier:

(Link auf die Datenschutzvereinbarung des Anbieters einfügen)

☐ Ich habe die Datenschutzvereinbarung des Software-Anbieters

(Name des Anbieters)

gelesen und stimme dieser zu. Ich bin mir bewusst, dass ich die Zustimmung zur gegenständlichen Datenschutzvereinbarung jederzeit ohne Angabe von Gründen widerrufen kann. Als Folge davon kann in Rücksprache mit dem/der Therapeut*in unter Umständen der Softwareanbieter gewechselt und die videotherapeutische Behandlung fortgeführt werden, falls ich das wünsche.

☐ Ich hatte im Rahmen eines Informationsgespräches vor Unterzeichnung dieses Dokuments ausreichend Möglichkeit, Fragen zur videotherapeutischen Behandlung an die/den behandelnde/n Therapeut*in zu stellen, die zufriedenstellend beantwortet wurden.

☐ Ich bin darüber informiert, dass mir für die videotherapeutische Behandlung neben dem vereinbarten Behandlungshonorar keine weiteren Kosten durch die/den Therapeut*in in Rechnung gestellt werden. Es wird nur das übliche Behandlungshonorar (in den AGB der/des Therapeut*in genannt) durch die/den Therapeut*in berechnet.

☐ Ich bin mir der besonderen Herausforderungen videotherapeutischer Behandlung bewusst, verstehe auch die Risiken in Bezug auf den dementsprechend geeignet zu wählenden Therapieort zwecks meiner persönlichen Sicherheit, kenne die Datenschutzerklärung des verwendeten Software-Anbieters (s.o.) und stimme dieser zu. Sollte es durch den Software-Anbieter zu Verletzungen des Datenschutzes (wie z.B. Datenverlust, Datenmissbrauch) kommen, ist der Software-Anbieter hierfür entsprechend verantwortlich.

☐ Ich möchte das Angebot der videotherapeutischen Behandlung nutzen und weiß, dass ich dieses Einverständnis jederzeit bei dem/der oben angegebenen Therapeut*in widerrufen kann (siehe dazu den angegebenen Kontakt).

Ort, Datum	Vor- und Nachname	Geburtsdatum

Unterschrift Patient*in bzw. gesetzliche Vertretung